Über den Autor: Dr. med. Klaus Bielau, Jg. 1955, studierte zunächst Regie an der Kunsthochschule Graz, danach (zum Teil pädagogische) Theaterarbeit. Nach der Begegnung mit der Homöopathie, der Welt des Paracelsus und der Gnostiker begann er mit dem Medizinstudium, Ausbildung zum praktischen Arzt. Er führt heute eine rein ganzheitlich-homöopathisch ausgerichtete Praxis nach dem Motto: »Der Patient sei sein Arzt, der Arzt dessen Helfer«. Er war Vortragender und Lektor für Homöopathie an der Uni in Graz sowie an den Paracelsus-Schulen Graz und Wien; hält Vorträge und Workshops für ganzheitliche Medizin, Homöopathie und Selbstheilung. Er ist Kolumnist und Redakteur der Zeitschrift *Pulsar* und verfasst Bücher (zum Teil ins Niederländische übersetzt), Essays über Heilkunde, Paracelsus und die Wege des Menschen zur Autonomie. Lebt mit Familie in Graz.

Klaus Bielau

WENDEZEIT DER MEDIZIN

Zur Kunst des Einfachen

3

Verlag Zeitenwende

Klaus Bielau: Wendezeit der Medizin
Band 3: Zur Kunst des Einfachen

Dresdner Straße 90
01454 Radeberg
www.verlag-zeitenwende.de
buecher@verlag-zeitenwende.de

2. Auflage 2014
1. Auflage 2013

Umschlaggestaltung: Verlag Zeitenwende
Satz: Verlag Zeitenwende

ISBN 978-3-934291-69-0

Die Deutsche Bibliothek – CIP-Einheitsaufnahme
Ein Titelsatz für diese Publikation
ist bei der Deutschen Bibliothek erhältlich.

* * *

Hinweis des Verlages:
Alle Angaben und Ratschläge in diesem Buch – vor allem die gesundheitlichen – sind nach bestem Wissen und Gewissen zusammengestellt. Sie sind vom Autor und vom Verlag sorgfältig erwogen und geprüft worden, dennoch kann eine Garantie nicht übernommen werden. Eine Haftung des Autors beziehungsweise des Verlages und seiner Beauftragten für Personen-, Sach- und Vermögensschäden ist ausgeschlossen.

Inhaltsverzeichnis

Das Einfache will erarbeitet sein,
durch Mut zum Leben,
durch Mut zur Weisheit,
durch Mut zur Leere.

Zur Kunst des Einfachen

1

Wenn es gut ist, und es soll ja gut sein, dann lesen wir nicht Buchstaben, Sätze, Wörter, die von außen auf uns zukommen, die unser Denken bewegen, sondern wir erkennen das Geschriebene als etwas, das unmittelbar und aus uns selbst entsteht. Die Leser dieses Buches können das Gelesene als etwas Selbsterlebtes erkennen, ja sie sollen sich in den Texten wiedererkennen können. Was hier geschrieben steht, ist nichts vom Autor Erfundenes, nichts Neues, es sind Versuche (wörtlich *Essays*), die aus der Ganzheit kommen. Und was aus der Ganzheit kommt, kann nicht anders als einfach sein. Wenn wir die Dinge nicht so erfahren können, dann weil wir noch gefangen sind in komplizierten kollektiven Vorstellungen, den Mustern von Angst und Sorge, den Miasmen der Vergangenheit.

2

Die Menschen haben Träume, werden von Sehnsucht nach Glück, Frieden, Wohlergehen, Reichtum usw. getrieben, welche die ganze Kultur durchwirken. Sie spiegelt sich wider in Legenden, Mythen, Märchen, in den Mysterien der Religionen, in großartiger und berührender Musik ebenso wie in Bildern, die uns aufwühlen oder an einer einzigen Sehnsucht anknüpfen: der nach dem Paradies. Doch warum ist es nicht zu finden? Warum zerfließt es ständig, zerrinnt uns zwischen den Fingern wie Sand? Und erst wenn wir müde, enttäuscht, zerschlagen, vielleicht sterbenskrank sind, erst dann durchzieht uns eine Ahnung, dass all das Gesuchte doch näher sein könnte als Hände und Füße, ja dass es eigentlich nur in uns gefunden werden kann. Doch müssen wir wirklich erst jahrelang zerschlagen, unglücklich und von Enttäuschung zu Enttäuschung vor uns hindümpeln, bevor wir an der richtigen Stelle zu suchen beginnen?

3

So wollen wir also an der richtigen Stelle zu suchen beginnen. Wir erfahren es ständig: Die Welt verändert sich ununterbrochen, es ist ein Kommen und Gehen, viel Durcheinander und Streiterei herrschen, wohin das Auge blickt; Unzufriedenheit getränkt mit Leid und Schmerzen allerorts. *»Es ist alles eitel und Haschen nach Wind.«* Und allen Anschein nach stimmt es. Doch wo ist es, dieses ersehnte Glück und das Leben? *»Suchst du das Wesentliche außerhalb von dir, du fehlst es für und für«*, so ungefähr lautet ein Satz von Angelus Silesius, Arzt und Schriftsteller aus dem 17. Jahrhundert. – Im Folgenden wird nun untersucht, was uns so oft hindert an diesem bewussten Erleben der Einfachheit, der Einheit im Hier und Heute.

MENSCH, WERDE WESENTLICH!

»Ihr müsst nicht das Licht suchen,
ihr müsst nicht die Liebe suchen,
sucht, eure Widerstände zu erkennen.«
(Rumi)

1

»Mensch, werde wesentlich«, diese Aufforderung aus uralten Zeiten wird ständig wiederholt, eben damit wir wesentlich werden, damit wir nicht die dunklen Eintagsgeschöpfe bleiben, die irgendwann zerfallen, um vom Regen weggespült zu werden. Die Zeitenwende, die wir momentan erleben, stellt uns alle vor die große Aufgabe: Aufbruch aus den alten, kompliziert und untauglich gewordenen Lebensbedingungen zu etwas Neuem.
Zu allen Zeiten war von Krisen die Rede; Krise bedeutet nichts anderes, als die Möglichkeit zur Veränderung (*krisis*, aus dem Griechischen: die *Lösung*). Alles, wirklich alles, mag gelöst und umgebaut sein, was sich als nicht tauglich erweist für die Erfüllung des großen Planes. Und dieser steht seit Ewigkeiten fest: wieder zu dem zu werden, was als Samen in uns angelegt ist. Der Same – er trägt den Namen *Mensch* und *Ewigkeitsgänger*. Unser Auftrag als Bewusstwerdende ist es nun, diesen Plan zu verwirklichen. Dies wird jedoch nur möglich , wenn *in* uns die Sehnsucht stark genug ist, das Neue zu su-

chen. Die Sehnsucht nach dauerhaften Werten – Friede, Freude, Schönheit und Glück, Gesundung der Seele – soll der Motor sein, um auszubrechen aus den Scheinsicherheiten eines untauglichen Hafens, auszubrechen aus den übelriechenden Brackwassern überkommener Sichtweisen und bürgerlicher Gewohnheiten.

2

Das Werden des Wesentlichen – restlose Genesung – ist nur möglich durch Disziplin und Ausdauer. Und dazu müssen wir uns des inneren Quells bewusst werden. Dieser Quell ist der Mittelpunkt, aus dem alles kommt: Licht und Freude – *Freude, schöner Götterfunken.* Er ist uns näher als Hände und Füße; er ist in uns: in den Tiefen unseres Herzens will aus dem Funken lebendes Feuer der Gottheit entstehen, so der Plan. Wir können, besser müssen in dem Maße mitarbeiten, wie wir uns unserer Widerstände bewusst werden und diese nicht mehr nähren wollen. Die Lösung geschieht durch das Feuer selbst, und das braucht diese Disziplin – jedoch anders verstanden als üblich. Sie ist nun nicht mehr die Erfüllung von genormten, gesellschaftlichen Vorstellungen und Richtlinien, kein widernatürliches Zwingen, nicht Unterdrückung durch unseren Willen. Das alles ist alt, fruchtlos, Spannungen und Neurosen gebärend. Disziplin neu verstanden heißt nichts anderes, als sich immer wieder auf die eigene Mitte, das Herz, auszurichten – und jene Dinge mit Freude und mit Freundlichkeit zu tun, die von uns getan werden wollen. Das ist der Weg, da der Mensch wieder das werden kann, was er werden soll: bewusst und wesentlich, einfach, stark, totlos – ein Ewigkeitsgänger und Licht. Das ist dann das, wovon gesagt werden kann: *normal, genesen, gesund.* Wohl gemerkt geht es dabei vorrangig nicht um den physischen Körper, sondern um den Seelenkörper. Ersterer wird weder erleuchtet noch unsterblich, im besten Fall dient er uns als Kokon, in dem der neue Körper in Stille wachsen und, wenn die Zeit reif ist, zur Geburt kommen kann. Der alte physische Körper dient uns als Werkzeug in der Welt der Schatten, durch den das Licht, der Ton vom Anbeginn, sich in der Welt als heilsamer Faktor manifestieren kann. Dann verstehen wir den Satz aus dem *Tao Te King* wie von selbst:

> *»Der Weise ist einfach*
> *wie ein Stück unbehandeltes Holz.«*

3

Noch einmal Rumi: *»... sucht, eure Widerstände zu erkennen.«* Das gilt auf allen Ebenen. Unsere Widerstände, ob Gereiztheit, Unzufriedenheit, Kritik oder unsere kollektiven, familiären (Vor-)Urteile, unser Gut und Böse usw., all das, was da geboren ist aus Missverständnissen und auch unserem Aber- und Autoritätsglauben, müssen wir gut wahrnehmen und verstehen.

Wir sollen wesentlich werden, *deswegen* dürfen wir lernen, *deswegen* stellt die unvorstellbare Liebe der Schöpfung uns unsere Spiegel zur Verfügung, *deswegen* erfahren wir die Resultate unseres Lebens. Alles, wirklich alles, was uns begegnet, womit wir konfrontiert werden, ist der Spiegel unseres Selbst. Bin ich mies drauf, so begegnet mir den ganzen Tag mieses, umgekehrt gilt das Gleiche.

Zum Grund der Arznei

Hundertmal mehr Fleiß gehört dazu, einen Arzt zu fingieren, als ein wirklicher Arzt zu sein. Also befinden sie sich gleichsam auf einer falschen Waage, die mit besonders großem Fleiß instandgehalten werden muss, da sonst der Betrug offenbar wird.

Paracelsus, von dem diese Worte stammen, war nicht nur ein überragender Arzt, vertraut mit allen Aspekten von Natur und Magie, vor allem war er einer der ganz großen Lehrer der Menschheit. Unwandelbare Gesetze werden durch sein Wirken in Wort und Schrift aufgezeigt; Gesetze, die Gültigkeit haben – damals wie heute. Was sind das für Gesetze? Es sind schlicht Schöpfungsgesetze des Universums, die nicht mit sich diskutieren lassen.

1

Nur weil wir Menschen oft genug zu blind oder zu bequem sind, diese Naturgesetze zu sehen, zu verstehen und als Richtschnur anzunehmen, heißt es nicht, dass es sie nicht gibt. In dem Moment, da wir verstehen, wird es einfach. Wenn wir Widerstand leisten, bleibt es kompliziert und wird es unlustig. Das Grundgesetz des Universums, das alles hervorbringen will, damit sich alles seiner Art entsprechend entwickeln kann, ist die Liebe. Kaum ein Wort ist im Laufe der Zeit mehr missbraucht worden als dieses. Das, was die

Menschen im Allgemeinen als Liebe bezeichnen, verdient nur selten, so genannt zu werden; meist meinen wir Besitz und Besitz und noch einmal Besitz – immer dieses erstickende Besitzdenken. Jahrhunderte lange Traditionen, die sich festgefressen haben wie rostige Schrauben in unseren Gehirnen und sich kaum mehr lösen lassen, bestimmen die Werte. Und diese Werte, betreffend die Liebe, bedeuten nicht viel anderes als eben Besitz, Eifersucht, Festhalten. Wie oft ist in uns schon die Frage aufgetaucht, warum das alles so sein muss!

2

Wir haben im Allgemeinen vergessen, wer wir eigentlich sind, wir haben keine Kenntnis mehr – weder vom Psychologischen noch vom Philosophischen, ganz zu schweigen vom Spirituellen. Was sollte denn der *Grund unserer Geburt* sein? Wie selten überlegen wir uns, weswegen wir dieses Erdenrund, diesen wunderbaren, manchmal auch so sonderbaren Planeten bevölkern. Wie oft laufen wir wie die Ameisen kreuz und quer durch die Gegend, ohne Plan, ohne Ziel, ängstlich wie getriebene Tiere. Sind wir uns des Vergessens eigentlich bewusst? Meist nicht, oft ist da nur ein großes Unglück, ein großer Schmerz – und nur langsam beginnen wir, Wege zur Genesung der Seele zu suchen. Kein Mensch ist gern unglücklich; wir wollen doch alle Frieden, Glück und freundliche Umstände.

Und so machen wir uns auf die Suche nach Veränderung, ja nach Genesung. Wir hören von den großen Möglichkeiten, von Glück und Liebe, vom Jetzt und von der *unerträglichen Leichtigkeit des Seins*. Unsere

Ohren nehmen die einfachen Melodien der Kinder wahr, die Erzählungen und Legenden vom ewigen Leben, und so manches Mal bersten unsere Herzen vor Sehnsucht. Wie kommt es zu solchen Gefühlen? Sind die Antworten, die wir landauf, landab finden, befriedigend? Leben wir also einigermaßen wie zu Hause angekommen, so dass auch für uns Folgendes gilt:

Zuhause ist,
wohin wir gehn,
wenn keine Orte mehr sind,
die uns zu sich ziehn.

Sind uns die Orte auf der *Oberfläche* dieser Welt schon ausgegangen – oder jagen wir noch immer irgendwelchen Schatten des Erfolges, des Ruhmes oder anderen Illusionen nach? Sind wir noch zu wenig enttäuscht von den Einflüsterungen der Vampire und Leitlemminge? Suchen wir noch immer, unsere armen Hirnwindungen vollzustopfen mit tausend und einer Unwichtigkeit? Glauben wir noch immer den Zusagen der Energiewirtschaft, der Atomstromlieferanten oder der Pharmafirmen und ihren Lobbyisten?

Der Grund unserer Geburt trägt einen Namen: Licht, unwandelbares Licht. Dieses ist bei uns meist ein leider noch viel zu unbewusster Funke, der uns höchstens beunruhigt und uns Schwierigkeiten bereitet, denen wir gerne aus dem Weg gehen, vor denen wir zu gerne flüchten. Wir tragen die Ahnung, die Sehnsucht nach Glück und Frieden, nach Gesundheit und Schönheit in uns. Und wir verzweifeln daran, dass wir dieses Schöne im Außen nicht finden. – Und dort wird es auch nicht zu finden sein.

Wo Weisheit nicht und auch nicht Einsicht unsere Führer sind, da kann Schönheit nie von Dauer sein.

3

Die Welt ist dabei, ihr Gesicht vollkommen zu verändern, grausame Katastrophen zwingen zum Nachdenken. Der Plan, der dem Ganzen zugrunde liegt, lässt sich nicht aufhalten, er vollzieht sich in der Regelmäßigkeit des kosmischen Uhrwerkes, damit alles, was nicht den Faktor *ewig* in sich trägt, aufgelöst werden kann. Von Dauer sind nur die Gesetze der Sonne, ist nur das Einfache der Liebe.

Und das kann der Weg sein in dieses Einfache: ein bewusstes JA für die Gegenwart des heutigen Tages, das bewusste Annehmen von all dem, was auf uns zukommt, und so handeln, wie wir wollen, dass es uns selbst geschieht. Dann werden wir auch Kenntnis (wörtlich *Gnosis*) davon erhalten, was der Mensch tatsächlich ist, nämlich ein Mikrokosmos, in dessen Mitte, in dessen Wurzel ein Funke des Ewigen darauf wartet, wieder feuriges Bewusstsein zu werden.

Wir hören weiters von den ausgleichenden Gesetzen von Ursache und Wirkung, verstehen plötzlich die Schicksale von uns selbst und der vieler Menschen. Kompliziertheiten und Schwierigkeiten werden wir dann nicht mehr als solche beurteilen, sondern als Möglichkeiten zur Lösung.

4

Und das nun ist der höchste Grund des Lebens, der höchste Grund jeder Arznei: *die Liebe.* Und sie will sich verschenken, ohne etwas zu erwarten, zur vollständigen Genesung der Seele und, soweit möglich, auch des Körpers, so wie die Liebe der Eltern den Kindern gegenüber ist.

Gesundheit – Alles fliesst

Nur *eine* Gesundheit gibt es: die der Seele. Ist die Seele wahrlich genesen, ist sie wieder eins geworden mit den *Gefilden hoher Ahnen*, wie schon Doktor Faust verkündet – sie ist unsterblich geworden. Doch bis dahin ist es ein durchaus weiter Weg, der gepflastert ist mit unseren kollektiven Widerständen und Irrtümern. Die Folgen kennen wir als Zerrüttung, Schmerz, Leid. Das muss solange gehen, bis wir genug davon haben und *in* uns eine leise Stimme wieder hörbar wird, das ist jene der Intuition, und wir uns aufmachen nach etwas Anderem, Höherem…

1 Gesundheitswahn

Frühjahr – die Schlacken der Winterzeit, dieser oft so trägen, mögen endlich beseitigt werden, frische Kraft der Erde will Leben entstehen lassen. Wir alle spüren, dass die Knospen treiben, und auch unsere Lebenskräfte regen sich. Die Medien berichten auf ihren Gesundheitsseiten überschwänglich von Kuren zur Reinigung, Vitalitätssteigerung, Erneuerung und vielem mehr. Apotheken und Reformläden überbieten sich mit Angeboten. Und der Mensch macht nolens volens mit, lässt sich mitreißen vom üblichen Gesundheitswahn. Ja natürlich, spüren wir nicht oft einen Mangel an Gesundheit? Wir sind krank, fühlen uns zumindest nicht gesund, haben da und da Wehwehchen, Beschwerden, Verspannungen, Stress, komplizierte

Verhältnisse. Dann machen wir uns Gedanken wegen der Ursachen, finden aber keine. Wir laufen zu Ärzten und werden meist auch nicht viel schlauer – und irgendwann kommt der Moment, wo wir die Dinge selber in die Hand nehmen wollen mit vielleicht dieser Aussage: *Also mir reicht die Herumdoktorei heftig. Kennt sich doch keiner aus, jeder sagt was anderes, sogar mit den Diagnosen haut es nicht hin – ich nehme es in die eigene Hand.*

2 ... dahinter aber ruht ein Ewiges

Jahrhunderte lang ist die Menschheit von den verschiedenen Autoritäten an der Nase herumgeführt worden, wodurch Macht und Einfluss eben dieser Autoritäten erhalten blieben. Die Folgen: Leiden, Krankheiten, Tod. – Doch wie lange soll das bloß so gehen? Solange, bis wir erkennen, dass niemand außer wir selbst für unser Leben verantwortlich ist. Verantwortung hat mit *Antwort* zu tun. Wenn wir Antworten auf die Fragen des Lebens finden, dann erst werden wir tatsächlich Verantwortung tragen. Die Fragen des Lebens – *woher, wohin, wozu* usw. – lösen sich erst, wenn wir Einsicht erhalten in den Gang der Zeiten und Welten (*Einsicht* – es heißt erstaunlicherweise nicht Zwei- oder Dreisicht …).

Alles ist in Veränderung, im steten Fluss. *»In der Natur ist alles in Bewegung, dahinter aber ruht ein Ewiges«* (Goethe). Solange wir dieses eine Ewige in uns noch nicht kennen, versuchen wir, die Verwirklichung der einen Gesundheit – eben das Ewige – im Außen zu verwirklichen. Täglich machen wir die Erfahrung, dass das nicht geht, und trotzdem halten wir eisern an unseren Irrtümern fest. Warum bloß?

3 Gesundheit

Wenn wir Altes – gegen den Fluss der Veränderungen – festhalten, kommt es zu komplizierten Verhältnissen, die nicht der Natur der Dinge entsprechen. Ob es sich um psychologische oder körperliche Fragen handelt, es ist stets dasselbe. Seit mehr als hundert Jahren lässt sich die Menschheit in die Irre führen, Krankheiten entstünden durch Ansteckung, Infektion also, und durch kleine Lebewesen, Bakterien usw. Tatsächlich gibt es nicht die guten und die bösen Mikroben, sondern *nur* Symbionten, Helfer, Mitarbeiter. Es ist nicht vorgesehen im Plan der Schöpfung, dass der Mensch krank wird durch diese kleinen Helfer. Doch wo Angst, Unmündigkeit und Aberglauben das Sagen haben, machen wir uns selber krank und kränker und sind die ärmsten Geschöpfe unter dem Himmel. – Die wesentliche Reinigung hat damit zu tun, dass wir uns von den kollektiven Irrtümern *in* uns lösen: der Irrtum, zu glauben, dass das, was wir denken, allein seligmachend sei, der Irrtum der üblichen Wertungen von Gut und Böse, auch der Wahn körperlicher Unsterblichkeit.

Und doch gibt es die Möglichkeit zur Genesung – durch Selbstverantwortung. Nicht umsonst fordert Paracelsus: *»Der Patient sei sein Arzt, der Arzt dessen Helfer.«* Und bei Krishnamurti liest sich das folgendermaßen: *»Die Würde des Menschen liegt darin, dass niemand ihn erlösen* *kann.«* Der Mensch selbst muss es, wenn er es will, in die eigenen Hände nehmen. Den Quell im Inneren wieder zu entdecken, sein klares und heilendes Wasser via Intuition zuzulassen – das könnte ein Weg innerer und damit auch (so weit es uns gegeben ist) körperlicher Gesundheit sein. Eine vernünftigere Reinigung ist nicht denkbar. Selbstverständlich werden wir auch bewusst unserem Körper gegenüber – damit er uns als sinnvolles Werkzeug für unsere Aufgaben lange zur Verfügung steht.

Quantensprung zur Seelenheilung

1 Eine neue Realität?

In der jüngeren Zeit ist viel von Quantensprüngen, -physik, -heilung und so weiter die Rede. Seit knapp hundert Jahren kennen wir den Begriff *Quant* beziehungsweise *Quanten*. Damit sind Atomteilchen oder kleinste Systeme gemeint, die mit Licht und Energie zu tun haben und die von der Physik erforscht werden. Quantensprünge – das sind große Veränderungen wie die Erhöhung von energetischen Zuständen, wobei unter anderem das entsteht, was wir als Licht wahrnehmen. Viele dieser Vorgänge sind verständlich und haben auch mit der modernen Computerelektronik ins praktische Leben Eingang gefunden, andere wie beispielsweise die Quantenverschränkung bleiben rätselhaft und wie viele andere Details der Wissenschaft unerklärlich. Experimente haben ergeben, dass Quanten plötzlich verschwinden können, um unmittelbar an anderen Stellen aufzutauchen. Undurchdringliche Mauern werden plötzlich wie Luft für diese kleinsten Teilchen, die Quanten.

In der Welt der kleinsten Teilchen zerbricht unsere Vorstellung von Materie vollkommen, es gibt sie nämlich gar nicht. Alles ist Energie, Kraft, verdichtet zu dem, was uns als Stoff erscheint – *er-scheint*, *Schein*, Synonym für Unwirklichkeit. Sollte also unsere ganze Materie unwirklich sein? Aus dem Sanskrit kennen wir den Begriff *Maya*, den wir als *Unwirklichkeit* oder *Täuschung* übersetzen. Die Relativitätstheorie, die seit etwa hundert Jahren Eingang gefunden hat in das Bewusstsein der Menschen, macht uns deutlich, dass die bis dato festen Gefüge von Raum und Zeit *relativ* sind, dass es Materie im absoluten Sinn nicht gibt, ja dass Materie nichts anderes ist, als eine Form von Energie.

2 Das Ende der Nacht: Erwachen

Unlängst fanden wir folgenden Text im Internet: *»Rund um den Globus vollzieht sich derzeit ein nicht mehr aufzuhaltendes, kraftvolles, spirituelles Erwachen, und es betrifft Menschen aller Kulturen und sozialer Schichten. Die besondere Energiequalität dieser Zeit schafft nun die Möglichkeit, in relativ kurzer Zeit alte, begrenzende Denk- und Verhaltensmuster sowie Ängste abzulegen, um so zu innerem Frieden und zu einem dauerhaften Gefühl der Vollständigkeit zu gelangen. Allen, die sich diesem Prozess nun bereitwillig hingeben, erwartet eine Realität, die auf selbstloser, unkonditionierter Liebe, Freude und Respekt für alles Leben beruht. Aber wie findet man Zugang zu dieser Realität?«*

Was in diesen verheißungsvollen kurzen Worten angerissen wird, darüber berichten Legenden, Mythen und Märchen seit Menschengedenken. Alle großen Religionen haben die Fragen nach Glückseligkeit, Auferstehung, Paradies, Nirwana, Tao sowie vollständiger Gesundung im Zentrum ihrer Betrachtungen und Lehren.

Die Gnostiker, und mit ihnen die Weltenlehrer aller Zeiten, weisen schon lange auf die Periode hin, die jetzt anbricht: das *Wassermann- oder Aquariuszeitalter*. Jeder von uns spürt es: Wendezeit, wohin das Auge blickt. Nichts bleibt beim Alten. Die Verhältnisse werden durchscheinend, *Transparenz* ist das Schlagwort. Systeme, Autoritäten, die Jahrzehnte, Jahrhunderte ihre Gültigkeit hatten, funktionieren plötzlich nicht mehr. Die Menschen machen nicht mehr mit, wollen frei sein und ihre eigenen Wege finden. Das Finden des *eigenen* Weges – darauf kommt es vermutlich an.

3 Alles Irdische – ein Gleichnis

So finden wir in den Wissenschaften, besonders in der modernen Physik, Beschreibungen, die bei entsprechendem Verständnis Vorgänge unserer Seele bezeichnen. In der Quantenmechanik spricht man von Sprüngen, von Energiesprüngen: Durch Zufuhr von Energie in einem Atom kommt es zur Veränderung, zu einer Energetisierung eines Elektrons, wodurch ein Photon – Licht – entsteht.

Trockenes Holz liegt kalt im Ofen. Ein darauf gerichtetes gebündeltes Licht, zum Beispiel durch ein Brennglas, eine Lupe, erzeugt solch eine Hitze, dass Feuer entsteht: Materie wird verzehrt, löst sich auf in Rauch und Asche – und es werden Licht und Wärme dabei frei und, wenn wir es zulassen, Wohlbehagen… Wie außen, so innen: Wenn wir unser Bewusstseins auf das Licht *in* uns wenden, konzentrieren, wird in den Tiefen unseres Herzens ein Verbrennungsprozess möglich mit der Folge einer Durchlichtung des kalten Wesens. Es kommt zur *Lichtauflösung* unsserer Schlacken, es kommt zur Auflösung all des Alten, der verstaubten Krusten, die Jahrhunderte das Leben im Großen wie im Kleinen bestimmten und uns reifen ließen mit mannigfachen Erfahrungen. Materie, auch feinere Materie, die Schatten, Wolken und Nebel unserer Gedanken und Gefühle kommen zur Lösung. – Was geschieht weiter? $E=mc^2$, diese vielleicht berühmteste Formel der Physik, aufgestellt vom genialen Einstein, bekommt ihre angemessene Bedeutung: Energie kann frei werden in der Größe der Masse (Materie) mal der Lichtgeschwindigkeit zum Quadrat. Energie, universelles, göttliches Prana, kann ins Fließen kommen und zwar in unvorstellbarer Größe. Materie verstehen wir plötzlich wie von selber als *gefrorenes* Licht, als erstarrte Energie. Stoff wird dann gelöst, aufgelöst, erlöst, also frei. Der Mensch, sich als Mitarbeiter im Universum bewusst werdend, hat dann nur mehr einen Wunsch: aufzugehen im Plan der Welten, mitzuarbeiten in schöpferischer Liebe, mit Kraft und Freude, die kein Ende kennen. – Und die Materie? Der Materiewahn der sogenannten zivilisierten Welt verliert jeden absoluten Wert, denn als absolut erfahren wir nur mehr das eine Licht, die eine Sonne, die das ganze Universum mit Leben speist – die Liebe.

Was wir an materiellen Gütern um uns scharren, ist ebenso tot wie die Seelen, die sich an toten Dingen der Materie freuen; wir erkennen sie nun als *Grabbeigaben.*

Was bleibt, sind die Sehnsucht nach wahren Werten, nach Beständigkeit, und die Ent-Täuschung, die uns zur Suche drängt nach dem, was jenseits ist all dessen, was uns täuschte.

Was bleibt, sind die Erfahrung der Fruchtlosigkeit des bisher Angestrebten und ein wenig Lust und Freude, ein wenig Rausch der Sinne, mit und ohne Hilfsmittel, und dann diese Leere, ach diese Leere.

Was bleibt, und wir spüren sie deutlich, sind die Schreie unserer Herzen, wir können, wir wollen sie nicht mehr überhören.

Wir erfühlen, wie unsere ausschließliche Ausrichtung auf äußere Gesundheit, auf äußere Materie das Leben hindert, ja tatsächlich hindert, uns dem Wesentlichen, dem so geheimnisvollen Tao zu nähern.

4 ... und zum Quantensprung der Gesundung

Was tun und wie? Suchen! – Was suchen? Die Stimme des Lichtes *in* uns, Wege der Lösung. Auf, auf, auf, nicht steckenbleiben im schwülen Bett der Gewohnheiten! Auf, die Ärmel hochgekrempelt! So wie wir eine sportliche Herausforderung annehmen, mit Mut, mit Freude, mit Lust, so will das Ziel erreicht sein. Welches Ziel? Es heißt Veränderung, Selbstverwirklichung, was soviel bedeutet wie *Verwirklichung des Selbst.* Das Selbst? Die Essenz, das Wesentliche, *das* Licht in uns – das ist das Selbst, das Seelen-Selbst.

Nochmals, ganz praktisch: Hinwendung und Konzentration in den Augenblick. Was ist *jetzt* zu tun? – *Ich komme am Abend nach Hause, es ist spät, die Kinder schlafen. Und alle Töpfe in der Küche müssen abgewaschen werden. Nein, nicht jetzt, das kann doch morgen geschehen, in der Früh, direkt nach dem Aufstehen. – Da erheben sie ihre Stimmen und rufen mir zu: Bitte wasch uns ab, wir wollen sauber die Nacht verbringen. Warum bloß ist plötzlich alle Müdigkeit verflogen? Und ich wasche sie ab, die Töpfe. Nach ein paar Minuten, wenn alles sauber ist, ist Freude da, um mich, in mir.*

In der Stille, da im Inneren, liegt die Kraft: *Kraft durch Mitbewegen mit dem Wesentlichen.* Das Wesentliche, es wurde schon oft erwähnt, das ist das Licht in uns. Wir sind als Menschen dazu berufen, den Plan zu erfüllen, der als Saat des Lichtes in unsere Herzen gelegt ist. Manche sprechen in diesem Zusammenhang vom *Masterplan zur*

Seelengenesung. Durch dessen Umsetzung lösen sich die Schatten, dadurch kann das Wesentliche, das bisher so geheimnisvolle, Wirklichkeit werden – *in* uns und durch uns hindurch in die Welt, um die Herzen der suchenden Menschen zu berühren.

Mythos Tod und Wahrheit Leben

Über das Unsterbliche

»Die Angst ist nicht in der Liebe,
die Freiheit ist in der Liebe.«
(Paulus)

1

Was fürchten wir mehr als den Tod? Im Allgemeinen nichts. Denn *»alles, was entsteht, ist wert, dass es zugrunde geht«*, wie wir bei Doktor Faust, den unsterblich gewordenen, lesen. Unsere kulturell erlernten Lebensausrichtungen gehören den vergänglichen, materiellen Dingen. Und unsere ethischen und moralischen Wertvorstellungen sind ein Teil davon. Gut ist, wer ein regelmäßiges Einkommen hat, ein dickes Bankkonto, ein möglichst neues und großes Auto fährt oder auch viel gescheites Wissen in seinem Köpfchen ansammelt. Das geht so einige Jahre, manchmal Jahrzehnte und zwischenzeitliche Dissonanzen sind meist schnell wieder vergessen und spornen uns im Gegenteil an, noch intensiver unseren Illusionen nachzujagen. Doch auch die Reichen, die Schönen, die Berühmten stehen irgendwann mit leeren Händen da, denn auch an ihnen nagt die Zeit. Und wenn es nicht die Zeit ist, dann rafft sie ein Tsunami oder ein explodierendes AKW oder ein Krieg, ein Flugzeugabsturz, der Krebs oder was auch immer dahin. Die Resultate: mager.

2

Eine einfache, klare Melodie,
nicht laut, der Sonnenuntergang,
Stille und großer Friede
und Sehnsucht.

Obwohl es so gegenwärtig ist, wie alles kommt und geht, und obwohl uns dies Tag für Tag vor Augen geführt wird, gilt unser Hoffen und Wähnen noch immer den Dingen, die vergänglich sind. Was quält uns bei dem Gedanken daran, dass alles einmal vergeht? Sind es die Dinge, die vergehen? Wohl kaum. Ameisenartig schaffen wir immer wieder das nächste heran, bringt Mutter Natur das nächste Frühjahr hervor und der Mensch die nächsten technischen Erfindungen. Das kann es, ganz praktisch besehen, also nicht sein. Was ist es dann?

Es ist doch meist dasselbe: Nach ein paar Wochen, Monden, seltener Jahren, ist alles wieder vorbei. – Und so machen wir uns auf die Suche, wo uns auf Schritt und Tritt die alten Religionen begegnen, die von Himmel und Hölle erzählen. Wir haben vielleicht ein Schmunzeln für sie übrig, können den Worten kaum mehr Glauben schenken. Wir forschen, wir graben nach und durchschauen die alten Systeme bald als Irreführung: Das Brot des Lebens wurde uns lange Jahre versprochen; es waren Steine, schwer an Gewicht und unfruchtbar.

… doch niemals konnt ich glauben, das Paradies würd' nach dem Tode mich erwarten. Welch absurder Gedanke, anzunehmen, ich könnte genesen, da das Loch in meinem Herzen ständig offen bleibt. Die Sehnsucht führt mich weiter

und weiter, zu den Philosophen, den Liebhabern der Weisheit. Mein Herz beginnt zu erwachen, da ich alles mit ihm prüfen will – um das Gute zu behalten.

Wie innen, so außen – wie oben, so unten, lehren die hermetischen Axiome. Und weiters erfahren wir, dass wir Menschen zeitweilige Bewohner des Mikrokosmos, dieser *kleinen Welt* sind, immer wieder, von Zeitenlauf zu Zeitenlauf, um an Erfahrung reicher zu werden. Bis unausrottbar die Wahrheit vor uns steht: Alles kommt, blüht, trägt Frucht und vergeht. Nichts anderes will diese Schule des Lebens uns lehren. Sind wir dazu nicht bereit, dann werden wir durch das Leben gepeitscht, bis wir keine Kraft mehr haben, ausgebrannt sind (Burnout!) im so müßigen Versuch aus dem Vergänglichen das Ewige zu schmieden.

3 Das Arcanum – der Schlüssel zum Leben

Gold mag werden, was Blei des Todes war und rostig Eisen. Diese Kunst lehrten sie, die Goldmacher. Gold, was? – Es irrt, wer glaubt, eitles irdisches Gold zu finden in den Retorten des Lebens.[1] Nein, das Gold der ewigen Werte wird einzig zubereiten können, wer das *Arcanum*, das Geheimnis der Großen Heilung, kennt und dies in sich gefunden hat. Wir müssen nicht in dunklen Archiven verstaubter Bibliotheken suchen, auch nicht in den modernen Ruinen des Internets. Es mag genügen, zu verstehen, dieses Gold der Seele aus-

[1] In der Alchemie werden das Leben der Menschen, die Zusammenhänge zwischen Seele und Körper oft als ein Labor bezeichnet.

schließlich zubereiten zu können aus dem Geist, *dem Gold des Herzens. Dazu darf ich niemandem mehr folgen, darf ich keinem toten Buchstaben mehr Glauben schenken, sondern mehr und mehr dem, was die Intuition des Herzens, es ist das Licht der Welt, mir sagen will. Dann wird das Ewige in mir bewusst, und große namenlose Freude, großer Frieden durchziehen das Wesen des Menschen. – Meine kollektiven Muster, die Ängste, Sorgen, Probleme, Gereiztheiten, Ärgernisse, all diese Neurosen erkenne ich bald als Fragestellung, als Aufgabe, als Lebensaufgabe, die es zu lösen gilt. Und wie das Wachs einer Kerze durch die Flamme weich wird und geschmeidig, um schließlich zu verbrennen, so wird mein ganzes altes, kaltes Wesen aufgelöst durch das Feuer in der Mitte – der Mikrokosmos wird erlöst von den Schlacken der Dämonen und Vampire, den alten Schatten, die das vergangene Zeitalter beherrschten.*

4 Gibt es ein Leben vor dem Tod?

Wie oft fragen die Menschen sich, ob es ein Leben *nach* dem Tode gibt. Die Frage sollte eher lauten: Gibt es ein Leben *vor* dem Tod? Vielleicht kann festgehalten werden, dass es schwerlich ein Leben *vor* dem Tod geben kann, wenn es nicht autonom, wirklich und wahrhaft ist in sprühender, ewiger Gegenwart; wenn wir nicht bereit sind, unsere Schatten, Neurosen, unsere Komplexe sterben zu lassen. So gibt es dann – vom Ewigen her betrachtet – keinen Tod. Er ist ein Mythos.

5 Phönix

Geburt des Phönix, Symbol für jenen Menschen, der Licht und Liebe geworden – an dieser Geburt müssen wir bewusst mitarbeiten, andernfalls erlöschen die Feuer unserer Laternen, das heißt unserer Herzen, wieder.

»Siehe!, so sind wir denn über allen Neid erhaben, frei von eitler Angst und törichter Sorge, das Gute in der Ferne zu suchen, was wir so nah und unmittelbar besitzen.« (aus Giordano Bruno: *Zwiegespräche vom unendlichen All und den Welten*).

HEILUNG UND SPIRITUALITÄT

Spiritualität und Heilkunst – beides ständige Themen – sind eng miteinander verwoben. Ja, der Körper, so sagt man, sei eines eigenständigen Lebens nie fähig, wenn er nicht belebt wird von dem, was wir – ein wenig vereinfacht – *Seele* nennen.

1

Über diese Tatsache gibt es nicht viel zu diskutieren. Wer ständig in Sorge lebt, unzufrieden sowie im Streit mit sich und der Welt ist, der wird irgendwann einmal Magen- oder Herzkrank oder *sauer bis auf die Knochen*. Die ganze Neurosenlehre Freuds, die ganze psychosomatische Medizin haben damit zu tun. – Das heißt weiter, unser Bestreben sollte die Heilung der Seele im Auge haben. Kann die Seele genesen, werden uns viele Geheimnisse der Natur offenbar, so zum Beispiel wie wir den Körper, sollte es einmal nötig werden, kräftigen können durch Pflanzen, Homöopathie, Ernährung – ganz generell durch Achtsamkeit. Wobei *Achtsamkeit*, also die Bereitschaft zur Wahrnehmung, schon wieder eine Eigenschaft ist, die wir der Seele oder dem Bewusstsein zuschreiben müssen. Nicht umsonst kennen wir seit alten Tagen die Worte: *Bewusstseinszustand ist Lebenszustand.*

Bewusstsein und Seelenzustand sind unmittelbar mit dem verbunden, was wir den *Sinn des Lebens* nennen könnten. Der Sinn des Lebens wird für viele Menschen geöffnet durch Spiritualität oder Religion, einerlei, wie wir es bezeichnen wollen. Wörtlich bedeutet »Religion« »Rück-Verbindung«, was ja hinlänglich bekannt ist, und »Spiritualität« »Ausrichtung auf das Geistige«. Wir Menschen sind Kinder des Feuers, Kinder des Lichtes. Der Funke liegt in uns und will wieder lebendig werden. Alle Lehrer der Welt, alle Religionsgründer sprechen davon. Der erste Schritt dahin ist: *Mensch, erkenne dich selbst.* Im *Tao Te King* heißt es: *»Wer viel weiß, mag gelehrt sein, wer sich jedoch selbst erkennt, erkennt die Welt.«* Oder: *»Mein Volk geht verloren, weil es keine Kenntnis hat.«* Gemeint ist die Kenntnis darüber, dass inmitten unserer Herzen besagter Funke, der Kristall des Geistes liegt. Ein Funke kann dann wieder zum Feuer werden, wenn wir der verborgenen Ahnung in uns Aufmerksamkeit schenken und dieser wieder nachzufolgen beginnen. Sprich: Wenn wir der Intuition, die stets hier und heute *gehört* werden will, tatsächlich unser *Gehör* schenken. Sonst gilt auch für uns: *Ohren haben sie, aber sie hören nicht …*

Auf diesem Weg innerlicher Kenntnis wird es immer wieder zu Krisen kommen, durch die uns bewusst wird, wie oberflächlich, wie behindernd unsere bürgerlichen, üblich-konventionellen Normen für ein Leben aus dem Feuer sind. Diese Normen tragen immer noch Namen wie *Karriere*, *Macht*, *Ansehen*, *materielle Güter*, aber auch *Angst*, *Sorge*, *Neid*, *Zweifel*, um nur einige zu nennen.

3

Die Weisheitslehren aller Zeiten weisen auf das Licht in uns hin, auch das universell verstandene Christentum. Als Beispiel seien die in den letzten Jahren wieder bekannter gewordenen mittelalterlichen Katharer erwähnt, die von Südfrankreich aus in ganz Europa als Heilkundige für Seele und Körper wirkten. Sie lehrten, und indem sie lehrten, heilten sie. Wie und wodurch? Sie besaßen umfangreiche Kenntnis über einfache, aber wirksame natürliche Mittel. Vor allem aber war ihr Heilmittel das *lebendige Wort* und die *Kenntnis vom göttlichen Feuer in uns*. – Es ist die Liebe, *als der höchste Grund der Arznei*, der wir uns ständig nähern können durch Wohlwollen und bewusstes dienstbares Leben im Hier und Heute.

Die Impfung gegen die Angst

Tatsächlich, diese Impfung gibt es; es ist die vielleicht wichtigste Impfung unseres Lebens, die uns nicht nur vor schweren Krankheiten schützt, sondern die auch in der Lage ist, bereits vorhandene auszutreiben.

Die schlimmste Krankheit, der wir anheim fallen können oder der wir schon lange erlegen sind und die immer zum Tode führen muss, ist das *Vergessen*. Es ist das Vergessen, wer wir eigentlich sind, die Unwissenheit in Bezug auf die menschliche Bestimmung.

1

Impfen, ein Thema ohne Ende; es ist schon so viel darüber geschrieben worden, dass es fast müßig ist, weitere Worte darüber zu verlieren. Aufgeklärte Eltern lassen sich oder ihre Kinder schon lange nicht mehr impfen, sind zumindest skeptisch, vorsichtig, abwartend. Und das ist gut so. – Doch zum Thema: Da Bakterien oder Viren nie die Ursachen für Krankheiten sind, sondern als Helfer mit diesen oft gemeinsam auftreten, brauchen wir auch keine Antikörper gegen sogenannte Krankheitserreger und Viren (was immer sie auch sein sollen). Abgesehen davon sind Antikörper etwas ganz anderes als von den Wissenschaften vermutet, doch darüber mehr an anderer Stelle. Wir wollen ähnlich wie August Zoebl feststellen: *Impfen – Irrtum zweiter Instanz. Irrtum erster Instanz – allgemein verbreiteter Erreger-Aberglaube.*

2

In einem Gespräch hörte ich einmal folgenden Satz: *Wer die Impfung von innen nicht hat, dem kommt sie als Gift von außen.* Dieser *Impfung von innen*, die in uns allen vorhanden ist, der müssen wir uns bewusst werden: Es ist der Kraftquell von Einsicht, Freude, Licht und Friede, es ist die wesentliche menschliche Bestimmung, deretwegen wir zu uns und über uns *Mensch* sagen können. Da diese *Impfung* unter anderem das Verständnis dafür ist, was und wie alles miteinander zusammenhängt, schenkt sie Vertrauen in die Möglichkeiten, die sich durch unsere alltäglichen, manchmal komplizierten Fragestellungen eröffnen.

Wir kommen also zur ersten *Teilimpfung*, die wir als *Erkenntnis*, als *Selbsterkenntnis* bezeichnen wollen. Wir Menschen sind zweifache Geschöpfe, die sich, wenn es gut ist, in Entwicklung befinden in dieser Schule beständigen Lernens. Wir sind einerseits zum Licht berufene Mikrokosmen, auch wenn wir davon im Allgemeinen keine oder nur eine leise Ahnung haben. Andererseits sind wir körperliche Wesen mit einem körperlichen Verstand, was bedeutet, dass unser Wollen, Fühlen und Denken mit materiellen Dingen zu tun haben. Materielles kommt und geht, wird also irgendwann aufgelöst. *Krankheiten*, ihrem Wesen nach auch nichts als Lösungsvorgänge, helfen mit, Altes und Verbrauchtes abzubauen.

So leise wird die Frage auftauchen, die sich in unser Bewusstsein schleicht: Wozu sich schützen wollen vor Krankheiten? Nennen wir sie doch einfach *Ventile für Ausscheidungsprozesse*, dann wird alles deutlich einfacher.

3

Da wir uns als werdende freie und autonome Wesen selbst erkennen, kommen wir zur zweiten Teilimpfung, die wir *Selbstverantwortung* nennen können. *Selbst* finden wir die *Antworten* auf die Fragen des eigenen Lebens. Niemand außer wir *selbst* sind dazu berufen, das eigene Leben zu leben, es zu gestalten. – Solange wir noch diese und jene Umstände, die Anderen, unsere Familie, die Gesellschaft, die Politik, das sogenannte System für uns verantwortlich machen, solange sind wir noch nicht wirklich bereit zur Gesundung der Seele, solange gibt's noch Protest und Widerstand. Wird die quälende Frage: *Warum ich?* umgewandelt in: *Wozu ist das, was geschieht, gut?*, lässt uns das die Widerstände im eigenen Wesen suchen. Das wäre so etwas wie unsere Lebensaufgabe, eine große Aufgabe, vielleicht sogar *die* eine Menschheitsarbeit. Und dann können wie von selbst die Kräfte des Lebens aus dem innerlichen Quell strömen. Unsere Seelen werden frei, unsere Körper können atmen, sich erneuern und genesen. Und das ist bereits die dritte unserer Teilimpfungen.

Immer und immer wieder sei es wiederholt: Alle Symptome des Körpers haben einen Sinn, die Natur macht nichts aus Willkür und Zufall, es will alles dem Leben dienen, reifen und sich entwickeln können. Wenn wir durch unsere ängstlich-enge Mentalität keinen Widerstand mehr leisten, werden wir gleichsam in eine neue Geburt zur Freiheit treten. Und das ist dann diese eine Impfung, die nötig ist: lebendige Kenntnis als das *einzig Notwendige.*

Also das nun ist das Geheimnis der mysteriösen Impfung von innen: *ins Herz gelegt ist uns das Ewige* …

Leben, Sterben, Sein

»Lebet, um lieben zu lernen.
Liebet, um leben zu lernen.«
(aus *Das Buch des Mirdad*)

Ins Herz gelegt ist uns das Ewige.
Das, was der Mensch zeitlebens lernen sollte,
vielleicht wäre es sogar das einzig Notwendige:
vernünftig und voller Einsicht zu sterben,
nachdem die vage Ahnung
vom Licht in uns lebendig wurde.
Können unsere Schatten sterben
kann das Dunkel untergehen in dem einen Licht,
dann ist das Leben geboren,
zart noch wie das erste Grün des jungen Jahres.
Das Leben – Friede, Freiheit, Einheit
und Freude.

1

»Was stirbt, ist nicht der Mensch, nur die schlechten Gedanken, Gefühle und Handlungen eines Menschen sterben. Würde der Mensch nach dem Tode nicht weiterbestehen, was hätte es für einen Sinn, solange über ihn zu philosophieren? Er wäre dann nur ein Ding, ein Gegenstand, ein Automat, etwas, das sich morgen schon in Staub verwandelt. Dass der Mensch sterbe und vergehe, ist die erste

Lüge, die sich in der Welt breitgemacht hat. Der Mensch vergeht nie, stirbt nie, verwest nie, weder in dieser noch in jener Welt. Er ist weder alt noch kann er sich verjüngen. Unter Mensch verstehen wir die Seele. – Das Göttliche im Menschen ist die leuchtende, denkende Seele.

Trennt die vernünftige Seele vom Menschen und ihr habt ein Tier vor euch, das isst und trinkt und alle Schwächen des Tieres hat. Der Mensch ist eine lebendige Seele, die die Möglichkeiten eines ewigen, unsterblichen Lebens in sich trägt. – Die Seele kennt die Methoden, in ihrem eigenen Inneren zu arbeiten, sie sind in Gehirn und Körper, durch welche sie sich äußert, angelegt.

Der Mensch trägt alle Möglichkeiten für ein hohes, vernünftiges Leben in sich. Er trägt alle Möglichkeiten für ein Leben der Liebe, für ein Leben der Wahrheit in sich. Beginnt der Mensch mit der Verwirklichung dieser Möglichkeit, so transformiert er sich allmählich, er geht nach und nach von einem Zustand in einen anderen über. Er steigt eine Stufe nach der anderen in die Höhe. Aus einem gewöhnlichen Menschen wird ein talentvoller, nachher ein genialer … darauf ein Meister…«[1]

Manchmal geschieht es durch zeitweise Schwäche, durch die Krankheit unseres – dem Gesetz der Endlichkeit und des Karmas unterworfenen – Körpers, dass wir diese Veränderungsprozesse in sehr kurzer Zeit durchmachen und tatsächlich erwachen im Lichte des in uns vorhandenen Geistes, der eins ist mit all jenen, die mit und neben uns die *Wege des Menschen gehen.* Aus dieser Einheit, dem Feld des Lichtes, kommt die Kraft zur Umwandlung des Alten in

[1] Aus *Der Weg des Schülers* von Peter Danov (1864-1944), bulgarischer Mystiker und Menschheitslehrer.

das Neue – das unsterblich Lebende. Das alles kann erstaunlich einfach sein, wenn wir unsere Widerstände aufgeben wollen. – Gute Gesinnung und absolutes Wohlwollen für alles und alle sind unbedingte Voraussetzungen in dieser hohen Schule.

2

»Der Geist, nicht die Natur, entsetzt sich über den Tod«, lesen wir bei de Hartog, einem Autor Anfang des 20. Jahrhunderts. Alles in unserer Natur Geschaffene hat irgendwann sein Ende. Es muss so sein, damit die Welt in Bewegung bleiben kann, damit das, was verkehrt läuft, nicht unbegrenzt so weiterlaufen kann. Schmerzhaft und von Trauer begleitet sind diese Vorgänge des Endes für uns, die wir an die Form, die Außenseite der Dinge gebunden sind. Bemühen wir uns um Einsicht und Verständnis, wird uns die Sinnhaftigkeit dieser Vorgänge nicht verborgen bleiben, und wir können die Dinge auf alle Fälle leichter ertragen. Da es für den Menschen den Tod nicht gibt, wie oben zu lesen ist, müssen wir wissen, dass es sich ausschließlich um die vergängliche Hülle handelt, die ihre Aufgabe für diesen Durchgang erledigt hat. In Ruhe und mit Würde werden wir alles tun, damit sich die Loslösung des Seelischen vom Körperlichen vollziehen kann. Dazu ist es von allergrößter Bedeutung, dass zeitlebens, bei Bewusstsein, alles in Ordnung gebracht wird, dass möglichst alle Bindungen gelöst sind, damit die Seele nicht unnötig durch Besitz, Streit usw. auf ihrem Weg zurückgehalten wird. Es ist hinlänglich bekannt, dass wir neben dem stofflichen auch über Äther-, Astral- und einen Mentalkörper verfügen, die den Mikrokosmos zeitweise bele-

ben. Auch diese Körper lösen sich auf, vergehen im Ätherfeld der Erde, übrig bleiben der Mikrokosmos mit seinen Erfahrungen und der Funke des Geistes in seiner Mitte. Wenn zeitlebens durch deutlich bewusstes Hinwenden zu diesem Funken das Lichtprinzip den Mikrokosmos sich zu erfüllen beginnt, ist ein Weitergehen im Lichtfeld der Lebenden möglich und eine weitere Inkarnation nicht mehr nötig.

Ist ein Mikrokosmos wahrhaft *Mensch* geworden, kann er bestehen im Land der *Lichtfähigen.* Sind die Bindungen noch zu groß, wird durch ein erneutes Annehmen eines Stoffkörpers dem Mikrokosmos – ein Mensch im Werden – die Chance geschenkt, an Erfahrungen zu reifen, um dereinst, gedrängt durch die Sehnsucht nach Glück und Vollkommenheit, die Wege der *Unendlichkeit* zu gehen.

3

Will sich unser äußerliches Leben dem Ende zuneigen, spätestens dann ist es Zeit für den bewussten Abschied – die Seele, genauer der Mikrokosmos, wird es danken. Nun, was können wir praktisch tun bei der Begleitung eines Menschen, der dabei ist, seinen stofflichen Körper abzulegen? Das erste wird wohl sein müssen, dass wir selber – durch Sehnsucht und Interesse – Einsicht erlangen in das, was beim Verlassen des Körpers geschieht und das Wozu und Warum all dieser Vorgänge gut vor uns sehen. Weiter sollte für eine ruhige verständnisvolle Atmosphäre gesorgt sein und Hilfe geleistet werden, um eventuell noch Verworrenes entwirren zu können. Zu Lebzeiten ordentliche, gerecht verfasste Testamente gehören mit dazu.

Wer einmal, sei es auch vage und anfänglich, die Welt des Lichtes in einem Traum, einer Vision oder als Ahnung erschnuppert, einen Moment Zeitlosigkeit erfahren hat, der weiß von da an, dass es im tiefsten Wesen keine Trennung vom Licht gibt, und hat einen Vorgeschmack von Glück und Freude, von jenem tiefen Frieden, der allen Verstand übersteigt, erfahren dürfen. So sollten wir als bewusst werdende Menschen danach trachten, der Wirklichkeit unserer unsterblichen Seele zu folgen – und zeitlebens alles Überlebte sterben lassen, um frei zu werden, um im ewigen Hier und Heute zu erwachen, damit wir wahrhaftig sagen können: *Tod, wo ist dein Stachel, Tod, wo ist dein Schrecken.* Und damit auch über uns gesagt werden kann: *Siehe, welch ein Mensch!* – Nichts ist heilsamer, nichts erfreulicher und heiterer, nichts beglückender, als den Plan des großen Architekten zu verwirklichen. Unser *Ich* verliert sich im weiten universellen Seelen-Ich der Weltseele – wie ein Funken im Feuer, ein Tropfen im Ozean, und wir stehen vor der Wirklichkeit, die da einfach heißt:

Alles in allem,
Einheit in der Einheit,
Friede im Frieden,
Freude in der Freude,
Leben und Jetzt,
die Liebe des Allein-Guten.

Am Ende dieses Kapitels soll noch gesagt sein, dass dieser positiv-freudige Umgang mit Transformation, Veränderung und Sterben nur möglich ist, wenn das Vertrauen in die göttliche Allmacht in uns selbst lebendig geworden ist.

Kurzer Brief zum nahen Abschied

»Ich glaube, dass wir einen Funken jenes ewigen Lichtes in uns tragen, das im Grunde des Seins leuchten muss und welches unsere schwachen Sinne nur von Ferne ahnen können. Diesen Funken in uns zur Flamme werden zu lassen und das Göttliche in uns zu verwirklichen, ist unsere höchste Pflicht.«
(Goethe)

Liebe Freunde,
das Leben wird durch den Tod *verändert* – merket es wohl: *v e r ä n d e r t*! Denn *dieser* Abschied nimmt mir, so Gott will, nur den schweren Wintermantel, den wir beim Betreten des freundlichen Hauses freiwillig und gerne ablegen, hat er dann doch für alle Zeiten ausgedient. Gott ist Liebe – und die Liebe will, dass sich alles seiner entsprechenden Art gemäß und frei entwickeln kann.
Den äußeren Schein der Dinge zu verlassen, ist der Menschheitsauftrag, um die verborgene Klarheit zu suchen, die hinter allem lebt und die wir alle mehr oder weniger ahnen. Diese Klarheit, von der die Mythen, Religionen, Legenden, ja auch die so bekannten Märchen zeugen, lebt und ist deutlich realer als die trübe, von Leid erfüllte äußere Welt, die doch unsere ganze Kraft und Aufmerksamkeit auf sich zieht.

Die obigen Sätze des Dichters spiegeln die unbeugsame Erfahrung all jener, die guten Willens sind und ihren *alten Menschen* zerstäuben lassen, damit der neue wach werde. Goethe schrieb auch:

»Lange hab ich mich gewehrt,
endlich gab ich nach.
Wenn der alte Mensch zerstäubt,
wird der neue wach.

Solange du das nicht hast,
dieses Stirb und Werde,
bist du nur ein trüber Gast auf unsrer Erde.«

Wir sind es gewohnt, mit Trauer und Schmerz auf das Ablegen des Körpers eines uns nahe stehenden Menschen zu reagieren. Das ist in unserer Kultur so üblich. Unsere Kultur ist eine der Schatten, es mangelt ihr an jenem Lichte der Weisheit, der Liebe und der Freude, es mangelt ihr vor allem an Zuversicht und Vertrauen in eine göttliche Führung unseres Lebens.

Ich lege nun bald mein stoffliches Kleid ab. Es hat ausgedient und mir die größte Möglichkeit geschenkt, die ein Mensch überhaupt haben kann: Den Weg des Lichtes im Herzen zu finden – und zu gehen.

Schon früher durfte ich einmal die Erfahrung des Todes machen, und es war schön, beglückend; eine überwältigende Stille. Mit meinem stofflichen Kleid lege ich alle Widerstände ab, die die Seele in ihrem Leben als Licht hindern. Und ich versichere euch: Es gibt den Tod nicht, nur das Wegfallen der alten Hülle. Schon viele Jahre war es mir gegeben, meine Ausrichtung auf das eine wesentliche Leben im Glanz des universellen Lichtes zu lenken.

Trauert nun nicht um meine alte, kranke Hülle, trauert nicht! Denn intensiver und bewusster als je kann ich nun ohne den alten Mantel in Einheit mit den *Lichtfähigen* um euch sein.

Die Seele ist Liebe und Licht und großer Friede, und dieser Frieden kann der eure sein, wenn ihr die Wege des Lichtes geht. Das ist es, was ich auch euch wünsche, dass ihr die Wege der Liebe, des Friedens und der Freude findet. Heißt es nicht: *Freude, schöner Götterfunke!* Lasst diesen Götterfunken, diese Flamme in euren Herzen euch ständiger Wegbegleiter sein. Habt Mut, auf euer Herz zu hören, auch in schwierigeren Umständen – und dann können wir jenseits von Raum und Zeit in alle Ewigkeit untrennbar miteinander verbunden bleiben.

Immer und immer wieder: *Das Licht scheint in die Finsternis.* Lasst es leuchten, hindert es nicht, und bisher unmöglich zu Klärendes wird plötzlich einfach, klar und lösbar. Unsere einzige Aufgabe ist es, zu genesen, das heißt: *mit* dem Licht zu leben.

Heilkunst der Zukunft: jetzt

»Ihr sollt nur den heutigen Tag kennen und die jetzige Stunde.
Was gehen die Sorgen des morgigen Tages den heutigen an?
Der Tod kommt nämlich nicht morgen, er kommt heute.«
(Paracelsus)

1 Miraculix

Wovon Theophrastus Paracelsus, jener große Arzt der Renaissance, spricht, ist eine Forderung an jene Menschen, die sich an der Grenze des alten, gewohnten Lebens befinden, deren Herzen gefüllt sind mit Ahnung, mit jener so mystischen Sehnsucht nach etwas ganz anderem, deren Wesen Fernweh durchzieht und sie suchen und suchen lässt. *»Ihr sollt nur den heutigen Tag kennen und die jetzige Stunde.«* – Paracelsus spricht von *kennen*, er fragt uns somit, wozu all unsere Schlauheit, unser Bilanzieren, Wähnen, Meinen und Verhandeln gut seien?

Wenn wir ein wenig nachdenken, empfinden wir wie von selbst die Richtigkeit dieser Sätze über den heutigen Tag – denn Leben ist nur heute, kann nur heute und hier sein, nur jetzt …

Wer oder was wartet jenseits des heutigen Tages und der jetzigen Stunde auf uns? – In erster Linie sind es Sorge, Furcht und deren große Schwester: die Angst. Dieses dunkle Dreigestirn hält uns schon lange im Griff, damit wir durch den Schmerz der Unerfülltheit lernen und unser Scheinwissen aufgeben – ja und um endlich nur mehr den heutigen Tag kennen zu *wollen*, die aktuelle, jetzige Notwendigkeit. Und dies wird auch der Schlüssel sein, um zum Wesentlichen, um zum Ewigen in uns gelangen zu können.

Ewigkeit, wo soll es die geben? Und vor allem: Wann, wenn nicht jetzt, hier, heute? Wir sind es gewohnt, das Ewige weit weg zu schieben, in ein Fabelreich, das irgendwo unserer harrt und irgendwann, vielleicht nach dem Sterben unserer Körper, Wirklichkeit wird. Doch das Wesentliche, die Essenz, das Licht des Herzens will hier und heute unsere Wirklichkeit werden. Jede Heilung hat letztendlich nichts anderes zum Ziel, als die Heilung der Seele vom Makel der Sterblichkeit.

Denken wir an die Priesterärzte, beispielsweise die Druiden, oder die Philosophen und Eingeweihten aller Zeiten. Denken wir nur an die Comic-Figur Miraculix, der im Besitz des Zaubertrankes ist, der unbesiegbar macht, wer ihn trinkt. Wir kommen darauf noch zu sprechen. Philosophen, dem wahren Sinn des Wortes nach, lehren Weisheit und Einsicht in die mannigfachen Lebenszusammenhänge. Hinsichtlich der Medizin geht es in erster Linie nicht um die Heilung der vielen körperlichen Gebrechen, sondern um die Heilung deren *Ursachen.* Und diese liegen im Bereich der Seele. So war es immer, so wird es immer sein und es mag als Auftrag für uns Heutige gelten, unsere Ärmel hochzukrempeln, um das Wesentliche zu finden.

2 Gegenwart

Wir haben bereits festgestellt, dass es nur *ein* Leben gibt: das in der Gegenwart. Vergangenheit und Zukunft fließen zusammen ins lebendige Heute. *»Die Konten aller Geschöpfe werden jeden Augenblick ausge-*

glichen.«[1] Das Erbe der Vergangenheit ist hier und heute. Je weniger wir uns gegen dieses Erbe auflehnen, desto freier, glückerfüllter, friedlicher und reich an guter Arbeit ist der heutige Tag – und auch der morgige.

Was nur sind die Krankheiten unserer Seelen? Gebunden von alten Vorstellungen, Anschauungen, Emotionen usw., ängstlich in eine imaginäre, dunkle Zukunft zu blicken – das ist die wesentliche Krankheit, und nahezu alle anderen sind die Folge davon. Die Seele, die ihren Grund im Licht des Herzens zu erkennen versteht, die kann geheilt werden. Ja und auch der Körper soll die Früchte davon tragen – ohne dass die materielle Hülle je vollkommen unsterblich werden könnte. Diese Hülle wird, wenn es gut ist, das heißt, wenn wir im Hier und Heute dem Weg der Seelen-Lichtgeburt folgen, abgelegt wie ein – wir hatten es früher schon – schwerer, abgetragener Wintermantel (oder Kampfanzug) beim Betreten des lichten und freundlich-warmen Hauses.

Die große Heilkunde der Seele erzählen stets von der Freude des Lebens nach seiner inneren Bestimmung, der Kern aller Religionen, unsere Sagen, Märchen, Legenden, berichten davon – sie können unsere Herzen erheben. Die Kinder hören diese Geschichten mit Freude, und wir erzählen diese doch gern oder lesen sie gern vor, und als Erwachsener empfindet man dabei vielleicht sehnsuchtsvoll eine Kunde vom Frieden. Allen Anschein nach kommt etwas in Resonanz mit einem tiefen Geheimnis: – der Erinnerung an das

[1] aus M. Naimy: *Das Buch des Mirdad.*

Paradies, an Aufhebung der Trennung, an Einheit, wo alles einander dient, füreinander da ist, sich aufgibt, damit etwas Anderes leben kann, so wie beispielsweise die Luft. *»Wenn ich atme, stirbt die Luft«*, schreibt Rudolf Steiner. Die Luft dient uns, und in diesem Dienen wandelt sie sich, »stirbt sie«; wir atmen aus und davon leben die Pflanzen, das geht immer so fort. Oder die kleinen Lebewesen, die Bakterien usw., diese so geschmähten, sie leben und sterben, damit alles höher Organisierte existieren kann. Sie helfen uns. Ihre Aufgabe ist es, Helfer zu sein, damit alles gedeihlich wachsen und wieder aufgelöst werden kann. So will es die Weisheit der Natur. Und es ist unsere Aufgabe als Mensch, *Helfer* zu sein, damit sich alles entwickeln kann. Achten wir des Wortes genau: ent-wickeln, aus-schälen.

3 Luxus

Heilkunde – die Kunde vom Heil.
Heilkunst – die Verwirklichung dessen,
wovon die Kunde berichtet.

Kunde ist die Botschaft, eine Möglichkeit, die uns in Aussicht gestellt ist, so etwas wie ein Plan. Und was geschieht mit diesem Plan? Er will verwirklicht werden.

Heil-Kunde,
welche ein Wort,
welch eine Größe;
die Kunde vom Heil,
vom Heil der Seele.

Nochmals:
Heilkunst – die Verwirklichung dessen,
wovon die Kunde berichtet.

Im allgemeinen Verständnis ist Kunst etwas Schönes. Alles Schöne dieser Welt ist nur dazu da, uns an die mögliche Schönheit der Seele zu erinnern. Schönheit ist etwas, das man nicht unbedingt braucht im äußeren Leben, sie ist also Luxus. Doch was ist *Leben*? Wasser, Brot, ein wenig Butter darauf, etwas zum Anziehen, damit wir nicht frieren, ein paar Kohlen für den Winter, ein wenig Fortpflanzen – ist *das* Leben? Es ist etwas Biologisches, Körperliches, ja das schon. Aber wir empfinden, dass dies nur ein Bruchteil dessen sein kann, was Leben ist. Und zum Leben der Menschen gehört das, was wir als Kunst bezeichnen, Luxus also. Ist Kunst tatsächlich Luxus? Was ist das, Luxus? *Luxus*, das Wort kommt von *Lux*, *Licht*. Und wir alle wissen: *ohne Licht kein Leben.*

Es ist so, dass Künstler von der Menge oft beneidet werden, sie stechen heraus, leben – zumindest von außen betrachtet – freier und autonomer als die meisten Menschen. Kunst ist etwas, das die graue Routine des geschmähten Alltags aufpeppt. Ganz ohne Kunst erschiene uns das gewohnte Leben sehr viel weniger interessant. Wir mögen sie, diese Verzierungen, freuen uns über sie, nehmen die Künstler aber auch nicht wirklich ernst. *Ja ja, die Künstler, die haben's gut, müssen nicht acht Stunden oder länger im Büro sitzen usw. usf.* Viele von ihnen führen ein *anderes* Leben als die Masse. Doch worum werden sie beneidet? … Kunst und Künstler erinnern uns an etwas Anderes.

Und dieses *Andere*, das da *in* uns ist, sollte dies etwa mit uns und unserem Leben zu tun haben?

4 Der schöpferische Atem und das Leben

> *»Atem gehört zum Leben. Doch ihr, die verkehrten Menschen, atmet nur, damit die Umgebung weiß, welcher Körper eingegraben werden muss und welcher nicht.«*[2]

Was können wir unter *Leben* verstehen? Leben ist vielleicht ein ganz bewusstes Erfahren der Verbundenheit, der *Einheit* mit allem und allen – es ist stets jetzt, Gegenwart, und jenseits der so besonders schweren Krankheiten *Angst* und *Sorge*.

Und da ist noch dieser Funke Ewigkeit, der aus dem Herzen heraus alles durch- und erleuchten kann. Und wo dieser Funke – es ist *die Liebe* – wiedergeboren wird als bewusstes Feuer, da können wir von *Wahrheit* und *Leben* sprechen.

Die Kunst, die zum *Leben, zu diesem einen Leben führen will*, das ist die Kunst der Transmutation. Im Übrigen verstanden die Alten unter Kunst stets die der Verwandlung. Es ist die Kunst der Alchemie: *trenne und füge aufs Neue wieder zusammen* (solve et coagula). Die wir heutigentags *Künstler* nennen, das waren früher die Tonsetzer, Musiker, Meister und Schriftsteller, allesamt hatten sie eine dienende Rolle.

[2] Aus *Traumfänger* von M. Morgan.

Heilkunst – sollte diese etwas anderes sein als die Wiedergeburt, die Renaissance, die Regeneration der Seele? Alles, was uns zum Erwachen der Seele führt, kann die hohe Form der Heilkunst sein, einer Kunst, in der es nicht mehr vorrangig um den Körper, um die Physiologie geht, sondern wo in erster Linie das Augenmerk auf der Seele liegt. Ein neues Dreieck, das aus Kunst, Religion und Wissenschaft, taucht nun auf. Dieses Dreigestirn ist die Heilkunde, die eins ist mit der Heilkunst – *dem Werden der Seele aus dem Licht.*

Die Kunst der Heilung ist eine schöpferische, eine kreative Tätigkeit, die durch Lösung alles Alten zur Lichtwerdung des ganzen Menschen führt. – Wann? In der Zukunft, in fünf oder sieben oder mehr Leben, im nächsten Sternenjahr, so in zig zehntausend Jahren etwa? Wenn wir nur an die Erlösung in der Zukunft glauben, dann wird es sie *jetzt* nicht geben. Es soll nochmals wiederholt werden: dann wird sie, die Erlösung, auch *jetzt* nicht sein. Wie oft hören wir es, vielleicht reden wir selbst oft davon: vom *nächsten Leben.* Ist das nicht alles tragische Illusion, Irreführung, Spekulation, Flucht aus der Gegenwart?

Wird uns deutlich, dass alles jetzt, heute, hier sein kann, wir also die bewusste Gegenwart suchen, was *ist* dann eigentlich? Ist das etwa Luxus? Luxus, Lux – das Licht –, tatsächlich, wir tragen es alle in unserer Mitte. Warum nur laufen wir vor diesem Geschenk davon? Warum nur lassen wir uns nicht finden vom Luxus – von unserer Bestimmung?

5 Sein eigener Arzt sein

Im Prozess der Genesung, der seelischen Regeneration, muss alles vergehen, muss alles sterben, was sich nicht mit dem Feuer vom Anbeginn – dem heiligen Feuer der Liebe Gottes – verträgt. Solange wir diesen Prozessen der Veränderung, des steten Wandels Widerstand leisten, solange kann nichts anders werden, es bleibt schmerzhaft und freudlos, ebenso all die Anstrengungen, die damit verbunden sind. Und unsere Mühen bleiben fruchtlos. – Wie lange nur? Solange wir Widerstand leisten und das nicht schätzen, was als Aufgabe (welche auch immer) auf uns zukommt. In *Aufgabe* steckt das Wort *Gabe*: die Gabe, ein Geschenk. Müssen wir uns unbedingt gegen Geschenke wehren?

Die Tür zu jedem Genesungsprozess, ob körperlich oder seelisch, kann nur im *Aufgeben* des Widerstandes uns selbst gegenüber sein. Alles, wirklich alles, will uns dienen in diesen Regenerationsprozessen der Seele. Den Beginn macht die Erkenntnis zur Selbstverantwortung: *Jeder sei sein eigener Arzt* (Paracelsus). Dieser Arzt kann wirken, wenn wir verstehen und annehmen, was auf uns zukommt. Sehen wir doch in den Krankheiten nicht länger Störungen, sondern Möglichkeiten, Chancen, Rufe und Forderungen an uns. Zumindest kann alles deutlich leichter werden, fällt unser Widerstand erst einmal weg. Ist das nicht auch der Sinn der alten Worte, mit denen wir vom Licht der Welt aufgefordert werden, *dem Bösen nicht zu wehren* (Mt. 5,39)? Dem Bösen nicht wehren? Warum nicht? – Weil es das Böse gar nicht gibt, *»außer es wird durch euch in die Welt gesetzt«*, wie wir im *Evangelium der Wahrheit* hören.

6 Freude

»Freude, schöner Götterfunken,
Tochter aus Elysium,
Wir betreten feuertrunken
Himmlische dein Heiligtum.«

Götterfunken – jener Funke, der zum Feuer wird durch Hinwendung zur Gegenwart, durch Lösung, Erlösung von all dem, was dem Feuer widerstehen will.

Zu allen Zeiten, in allen Epochen, in allen bedeutenden Zeugnissen der Kulturen wird von diesem göttlichen Funken berichtet, der uns vordergründigen, ach so praktischen, so geschäftigen Menschen ein Geheimnis bleibt. Die Beunruhigung, die davon ausgeht, spüren wir. Woher kommt sie, diese Beunruhigung? – *Wieder und wieder diese Ahnung in mir, auch diese Sehnsucht – könnte ich sie mir doch aus meinem Herzen reißen und endlich Frieden finden. Alle reden vom Glauben, vom Vertrauen, doch wie soll ich mir und meiner Seele bloß trauen? Freude, schöner Götterfunke – bist du eine weitere Illusion, die mich grinsend in die Irre führt?*

Die Erfahrungen des Lebens und der stete Kampf um Sinnlosigkeiten lassen uns müde werden. Dann begeben wir uns auf die innere Suche, solange bis Einsicht erwacht.

Als Intuition, als Seelen-Stimme
vernehmen wir die Kunde.
Wenn es gut ist, folgen wir ihr.
Und aus Kunde wird Kunst,
und die Freude ist kein Irrlicht mehr,
sondern lebendiges Heute.
Freude, schöner Götterfunken,
Licht der Welt.

7 Vorsorge – der Zaubertrank

Wir sollen nicht gesund *bleiben*, das ist nicht der Plan der Natur – wir mögen gesund *werden* durch Wandlung ins Wesentliche. Die Weisheit des All-Willens äußert sich in allen Bereichen der Natur, ganz gesetzmäßig, damit die Funken der Ewigkeit wieder bewusstes Feuer werden, damit das Bildnis der Gottheit *in* uns durch unsere Mithilfe wieder lebendig werden kann.

Was kann zur Vorsorge erzählt werden? Vor-Sorge heißt, vor der Sorge sein. Die Alten lehrten eine Lebensführung, die ausgerichtet war auf den Seelengrund und woraus auch die Möglichkeiten für ein weitgehend körperlich normales, das heißt gesundes Leben entsprang. Nein, die Hülle, der Kokon wird nicht unsterblich durch Übungen oder okkulte Praktiken, das liegt nicht in der Natur. – Durch irgendeinen Stillstand der Stoffwechselfunktionen kommt es zum Ablegen des stofflichen Kleides. Die Seele wird ihren Weg der Erfahrung weitergehen oder – wenn wir unsere Möglichkeiten nutzten – die Gebiete des Exils[3] verlassen und vollkommen eingehen in ihr Zuhause, ins unwandelbare Licht. Unsere Persönlichkeit muss diesen alchymischen Prozess der Heilung wollen und unterstützen, vor allem dadurch, dass sie ihn nicht behindert. So wird die Gegenwart befreit.

Das Feuer der Gegenwart wird lebendig durch:

- *Selbsterkenntnis*, philosophisch und psychologisch
- *Selbstverantwortung*, Verantwortung dem eigenen tiefen Selbst gegenüber
- das führt, es kann gar nicht anders sein, zur *Selbstheilung*.

Angst vor Krankheiten und schlechten Zufällen u. ä. m. kennt die große Heilkunst nicht. Sie versteht deren Ausbrüche stets als Beginn der Genesung. Gefordert ist Konzentration auf die Gegenwart, auch das Wahrnehmen dessen, was wir als Intuition, als Seelen-Intuition bezeichnen. Intuitiv wissen wir beinahe immer, was richtig oder falsch ist. Der Mut nun, ihr zu folgen, das mag der Beginn einer lichtvollen, seelischen Gesundheit sein – und damit auch einer körperlichen.

Und nun noch ein Wort zum Zaubertrank des Druiden Miraculix. Uns allen werden die Essenzen für diesen Trank gereicht; besser: sie sind schon da, sie sind in uns. Und nun müssen wir durch die Feuer

[3] »Exil« – ex coelis, wörtlich: »aus dem Himmel«. Wir befinden uns also, wenn wir nicht in unserem inneren Himmel zu Hause sind, immer im Exil.

von Liebe und Mut jene Kräfte, die unbesiegbar machen, zum Erwachen bringen, und zwar aus dem Funken unserer Herzen. Es ist Freude, am Plan des Universums mitzuarbeiten. Heißt es nicht: *Das Licht scheint in die Finsternis*? – Dieses Licht kann nie besiegt werden.

Burnout – endlich können die neuen Feuer brennen

1 Eine kurze Geschichte

Einer meiner Freunde, er ist im mittleren Alter, seine Kinder sind erwachsen, erzählte aus seinem Leben, dem so erfolgreichen … und vom großen Zusammenbruch, den er erlebte. Er ist als Techniker viel im Ausland unterwegs, kennt unterschiedliche Kulturen, ist fasziniert von den Möglichkeiten der Messgeräte, ist technisch-kreativ und fragt sich immer, was da und dort verbessert werden könne, ist einfallsreich hinsichtlich der Steigerung der Verkaufszahlen – und er hat Kopfschmerzen, nimmt Tabletten, damit der Schmerz verschwindet, denn er muss ja leistungsfähig bleiben… Bisher bekam er von seinen Mitmenschen Anerkennung dafür, wie gut er alles mache, wie tüchtig er sei usw. Doch mit einem Mal waren da eine Leere, eine Freudlosigkeit und ein riesiger Schmerz, wie sinnlos doch alles ist, Verzweiflung kam auf und Panik, was sein wird, wenn… Existenzangst… und nach Wochen der Irrungen und Wirrungen plötzlich die Gewissheit, nichts mehr tun zu wollen, was nicht auf irgendeine Weise mit dem Inneren seines Wesens zusammenpasst. Und ab da begann ein neues Leben, denn die alten Feuer konnten nicht mehr brennen. Anfangs war das nicht einfach…

Kennen wir nicht alle diesen Größenwahn, wir, die großen Künstler und Experten. Was haben wir nicht alles für Vorstellungen! Und irgendwann entpuppt sich beinahe alles, was wir machen, als Illusion, als Wahn, als Spinnerei, ja als schwere Seelenkrankheit, die unzählige nervliche und andere körperliche Gebrechen nach sich ziehen muss. Und dann, wenn die alten Feuer nicht mehr brennen können, wenn tiefe, trostlose Leere herrscht und Aschehaufen unsere Seele besetzen, beginnen wir zu fragen und zu untersuchen.

2 Nur eine Krankheit – das Missverständnis

Wir werden getrieben von Zweifel zu Zweifel,
kaum jemand, der frei ist davon.
Und es ist gut, dass es so ist.

Die Zweifel lassen Furcht wachsen, Sorgen und Ängste,
es sind die Erfahrungen der Hölle.
Und es ist gut, dass es so ist.

Ja, es ist gut!
So bleiben wir in Bewegung
so erfahren wir schmerzhaft die Untauglichkeit unserer Irrlichter;
so lange, bis wir nicht mehr können,
bis wir ausgebrannt sind.

Burnout – eine der boomenden Diagnosen unserer Tage.
Und es ist gut, dass es so ist.

Die einzige Krankheit, die Ursache all unserer Missstände, ist, über den Lauf der Dinge, über die Gesetze des Lebens nicht Bescheid zu wissen und daher ängstlich zu sein und im Widerstand zu bleiben.

Die Zeit, die wir aktuell erleben, ist sicher nicht komplizierter als jene vor 50, 60 oder 70 Jahren. Früher waren es vor allem äußere Nöte, heute sind es innere Nöte, Heimweh, Sehnsüchte, die uns hetzen, uns im Kreis laufen lassen, gar nicht selten bis zum Burnout. – Doch was ist es, was leben will?

3 Aquarius

Die Welt ist dabei, immer weiter in das Sternbild des Wassermanns einzutreten. Wassermann: Freiheit, Ungebundenheit der Seele und riesiges Chaos, aus dem der Phönix, der Feuervogel, sich ununterbrochen erheben will, ja erheben wird – als die vollkommen verwandelte Seele, die auch über einen entsprechenden Körper verfügt. Doch bevor das so ist, müssen wir Erfahrungen im Umbruch, im Auseinanderfallen sammeln, müssen wir durch viele Veränderungen gehen, die nichts anderes sind als unser Reifungsvorgang. Das, was nicht mehr tauglich ist, muss weichen dürfen, damit Neues werden kann (da ist es wieder, dieses ständige *Stirb und Werde*). Und nach den inneren Kriegen und Krisen, oft erst viele Jahre danach, verstehen wir, welch ein Glück im vermeintlichen Unglück lag, ja immer liegt: Das Alte brennt aus, stirbt, kommt zur Erde zurück – und Neues kann werden. Es ist ähnlich wie bei der Raupe und dem Schmetterling: *Den Tod der Raupe nennt der Rest der Welt Geburt des Schmetterlings.*

4 Opfer oder Nichtopfer …

… das ist hier die Frage. Solange wir gern Opfer – der kollektiven und der eigenen Schatten – bleiben, wir für unsere Missstände und

Missverhältnisse gern anderen die Schuld in die Schuhe schieben, solange liegen die Horizonte von Lebenserfüllung und Freude im Dunkeln, und damit unser ganzes Wesen.

Erst dann, wenn wir vollkommen eigenverantwortlich leben, erst dann beginnt der Weg der Metamorphosen, der Wandlungen des Alten, Verschatteten hin zum Neuen, Lichten, und dann entzünden wir die Feuer des Lebens, deren Quell im Innersten liegt, dann lösen sich in bewusster Gegenwart Angst und Überforderung, Schwäche und Tod auf. Der Weg hierfür ist geebnet, solange das eigene Herz offen bleibt für die Inspirationen der geistigen Essenz aus dem Innersten.

Also sollten wir doch von Glück reden können, wenn wir keine Kraft mehr haben, in den Labyrinthen der Welt zu irren? Hat nicht jeder von uns schon die Erfahrung gemacht, wie sich vordergründige Missgeschicke wandeln können in Glück und Freude, wenn wir bereit sind, sie zu verstehen und – als nächsten Schritt – sie anzunehmen! Das heißt, dass wir nicht in unseren alten üblichen Widerständen verhärten sollen. Auch ich würde nicht über diese Dinge schreiben, wenn nicht immer wieder leichte oder schwerere Dissonanzen Einhalt erzwungen hätten im Gang des Gewohnten und so Platz gemacht hätten für Neues.

5 Über Heilung

Wenn von Heilung gesprochen wird, sollte immer nur Selbstheilung gemeint sein, nichts anderes. Für diese bedarf es allerdings einer nicht immer und überall selbstverständlichen Eigenschaft: Mut.

Jedoch nicht Übermut, dies ist der Mut des Wahnsinnigen, der berauscht von diversen Schatten und Trugbildern in Unkenntnis der natürlichen Zusammenhänge lebt. Kenntnis darüber zu erhalten, ist einer der großen Aufträge, die das Universum dem Menschen stellt, damit er zu dem wird, wozu er gedacht und geadelt ist: unsterbliche Seele, bewusster Mitschöpfer, Ewigkeitsgänger.

Es stimmt schon, dass viele von uns zweifeln an der Wirklichkeit, an der Wahrhaftigkeit eines unsterblichen Lebens, und das, obwohl alles voll ist mit Symbolen und Zeichen, die uns an das *Todlose*, an das ewige Selbst in uns erinnern sollen und die seit undenklichen Zeiten von den Weisen aller Kulturen aufgezeigt sowie von der Natur zur Verfügung gestellt werden. Denken wir doch nur an den Kern aller Religionen sowie an die Legenden und Märchen der Völker, die darauf hinweisen, betrachten wir die ständigen Wandlungsvorgänge im natürlichen Leben – *alles Irdische ist nur Gleichnis* für das Werden, für das Entflammen des Menschen.

Denken wir nur an uns selbst: Wie eigenartig, wie fremd mutet uns die Idee an, sterblich zu sein? Im tiefsten Wesen erfühlen wir uns doch als unsterblich. Einstein brachte es auf den Punkt: *»Der Tod – eine optische Täuschung.«* Solange uns *unklar* ist, was und wer wir eigentlich sind, solange unterliegen wir der Täuschung, einer optischen Täuschung. Und dann können wir nicht anders sein als die arme Billardkugel, die da – hin und her gestoßen – andere hin und her stößt; die mehr oder weniger zufällig den Ort erreicht, an den sie vorerst hin soll, um nach einer kurzen Pause der Erholung wieder auf den Tisch gelegt und herumgestoßen zu werden. Ach wie tragisch, diese Willkür, diese Unbestimmtheit, diese Blindheit. Doch tatsächlich ist es so: diese Billardkugel ist wie unser Leben. Natürlich, wir funktionieren einigermaßen, wir befinden uns rechtschaffen in den Tretmühlen des Lebens, bis wir ausgebrannt sind und von der Zeit entsorgt werden müssen als unbrauchbare leere Hüllen …

Dies erleben, erfahren, wissen wir, wenn die alten Feuer nicht mehr brennen können. – Wenn wir von *alten* Feuern sprechen, muss es auch neue geben. Und ein solches neues Feuer lebendig werden zu lassen, das ist eigentlich unsere einzige Aufgabe …

Eisenmangel

In diesem eher philosophischen Buch muss es auch ganz pragmatische Texte geben, einer davon ist dieser hier: Es geht um eine häufige (sogenannte) Diagnose, um *Eisenmangel*. In Praxen oder im Krankenhaus wird ja ab und zu unser Blut untersucht, wobei dann manchmal Eisenmangel festgestellt wird. Dieses Ergebnis spuckt in der Regel ein Computer aus, dem man ja so gerne Recht gibt, und plötzlich sind manche Symptome wie Müdigkeit, Konzentrationsmangel usw. verständlich. Das alles rühre eben daher, dass das Eisen im Blut zu gering sei. Die Müdigkeit komme nicht von unserer sinnentleerten Rastlosigkeit, nein, sie komme vom Mangel an Eisen im Blut. So wird der Mensch beruhigt.

Nun, wozu brauchen wir das Eisen in unserem Leben? Wir brauchen es für alles, wo Härte, Stabilität, hohe Belastungen erforderlich sind. Mit Messern schneiden wir, mit Kanonen und Gewehren schießen wir, mit Äxten spalten wir Holz …

Und wie ist unser Leben? Wir bewegen uns aus Angst und Ehrgeiz oft genug am Rande des Burnouts; wir haben ständig das Gefühl, zu kurz zu kommen oder mehr haben zu müssen. Wir glauben, hart und durchsetzungsfähig sein sowie Muskeln aus Stahl haben zu müssen, damit wir unverletzlich werden oder andere niederstrecken zu können. – Werden die Zusammenhänge deutlich? Wir haben nicht zu wenig Eisen, es ist genug davon in der Luft, im Wasser, in der Nahrung. Der Punkt ist, dass der Körper wegen unseres ängstlichnervösen Verhaltens uns und anderen Menschen gegenüber zu viel Eisen verbraucht. Also haben wir zu wenig Eisen und sind erschöpft, weil unser Leben ein ständiger Kampf und Krieg ist und wir abgelenkt sind vom Wesentlichen. Die Resultate sind dann eben Müdigkeit, ein unglückliches Leben und Überforderung.

Wie lange dauern diese Zustände? Bis wir, unglücklich geworden, ganz und gar genug haben vom Rennen und Streiten, vom Leiden und Sterben und endlich verstehen, dass es das *Paradies auf Erden* doch nie geben kann, wirklich nie, so sehr wir uns auch bemühen sollten. Wir erkennen all unser Laufen, Rennen und Geschäftigsein, um etwas Beständiges zu errichten, das mit Freude und Glück, Harmonie und Frieden zu tun haben könnte, letztlich als untauglich. Und wenn da ein neuer Impuls lebendig wird, der aus der Mitte kommt, dann verstehen wir über kurz oder lang auch, dass wir nichts und niemandem hinterherlaufen müssen, dass uns das Leben alles zur Verfügung stellt, was wir benötigen. Dann werden wir keinen Mangel leiden, nicht einmal am Eisen in unserem Blut …

Auf der Suche nach dem verlorenen Glück

»Der Mensch ist der größte Narr, solange er sich dünkt, weiser zu sein, als die Natur.«
(Paracelsus)

1 Sehnsucht

Lebt nicht in uns allen die Sehnsucht nach Einfachheit und Glück, nach Einheit, Frieden und Freude, kurz: die Sehnsucht nach dem Paradies? Und das muss so sein. Ohne diese Sehnsucht, ohne dieses Verlangen nach Erfüllung wäre der Mensch wirklich das ärmste Geschöpf zwischen Himmel und Erde. Wir alle tragen das Paradies *in* uns, daher das Heimweh, die Sehnsucht, die Erinnerung an das Glück, das wir scheinbar verloren haben. – Immer wieder stehen wir vor den Fragen, wer wir eigentlich sind, woher wir kommen, was wir auf diesem Planeten eigentlich verloren haben. Und oft genug erleben wir, dass es zwei Seelen sind, die in unserer Brust wohnen. Einmal die Seele, die zwischen Freud und Leid hin und her geworfen wird, die das ganze Spektrum von Lust und Liebe, Eifersucht und Enttäuschung, garniert mit kurzen Momenten des Glückes kennt. Und dann ist da noch etwas Anderes, etwas Geahntes, Unbekanntes, daher oft genug Beunruhigendes: der *eine* Quell, die menschliche Bestimmung. Kafka nennt es *das Geheimnis.*

2 Heilkunde

Es gibt sie, die Heilkunde der Natur, und es gibt noch Völker, die nicht zur Gänze aufgesogen sind von Kapitalismus, Technik und Konsumdenken, die nicht vollkommen im Materialismus der letzten Jahrhunderte ersticken.

Ich erinnere mich gern an das Buch *Traumfänger*, in dem über die australischen Aborigenes und unter anderem auch über Verletzungen beziehungsweise die eine oder andere Krankheit, deren Heilungen – will man den Schilderungen glauben schenken, und für mich gibt's keinen Grund, daran zu zweifeln – erstaunlich und schnell vonstatten gehen, berichtet wird. Ob es sich um ein gebrochenes Bein handelt oder um Gelenksbeschwerden (Rheumatismus), wir hören von psychologisch und körperlich sinnvollem Umgang mit den – wie wir zu sagen gewohnt sind – Beschwerden (*ach wie schwer es doch ist …*). Bei rechtem Verständnis und Einsicht muss kein Widerstand gegen die Symptome unseres Körpers entstehen. Und wo kein Widerstand ist, da geht alles leichter. Diese Erfahrung machen wir ständig. Und plötzlich bekommen dann auch die Symptome, die Zeichen des Körpers, einen Sinn. Sinnvoll, was ist das? Prinzipiell all das, was den Fluss der Dinge, den Fluss des Lebens nicht aufhalten will, was die – auch Genesung bringenden – Lebensströme nicht unterdrückt, blockiert, ihr Wirken nicht verzögert.

Als die Ärzte noch Philosophen waren, Priester-Ärzte, lehrten sie die Menschen, achtsam und wohlwollend mit dem Leben umzugehen sowie so wenig Schaden wie möglich anzurichten. In diesem Sinne verstehen wir so gut wie nie zuvor den Satz aus *Die Stimme der*

Stille, der da lautet: *»Kämpfe nicht gegen die ewigen Gesetze der Natur, und die Natur wird dich als einen ihrer Schöpfer verehren.«*

Wir Menschen sind eigentlich alle gleich, es gibt nur wenig Unterschiede. Wir sind Wesen der Natur mit einem Funken Ewigkeit in unserer Mitte, dort, wo unser Herz schlägt. Wir alle leben durch eine natürliche Lebenskraft, die auch als Äther bezeichnet wird. Wir alle essen und trinken, pflanzen uns fort, brauchen Schlaf, wir träumen dann und wann, haben unterschiedliche handwerkliche oder künstlerische Begabungen. Was für unsere Brüder und Schwestern, ob in Afrika, am Polarkreis oder der Mongolei, gilt, gilt auch für uns hier im Westen: Wir leben von dem, was das Universum und Mutter Erde uns zur Verfügung stellen. Das wird möglich durch weise und abgestimmte Kreisläufe, in deren Zentrum die Sonne als Quell der Kräfte steht. Und auch uns westlichen Menschen ist es möglich, durch Veränderung unserer Ausrichtungen ganz und gar in Einklang mit den ewigen Gesetzen der Natur zu leben.

3 Mut zur Gegenwart

Aufgrund unserer gewöhnlichen Vorurteile und Ängste, die sich mit der Vergangenheit und der Zukunft beschäftigen, durch unser gewohntes Denken also, verzögern sich unsere Lebensvorgänge ständig. Es sind Schatten, mehr oder weniger lebendig, mehr oder weniger wirksam, die sich von unseren Lebenskräften nähren und dick und fett werden. Das geht aber nur, solange wir den gespenstischen Formen der Vergangenheit mehr Glauben schenken als uns selbst. Nicht umsonst heißt es immer und immer wieder: *»Mensch,* *erkenne dich selbst.«* Und im *Tao Te King* steht geschrieben: *»Wer viel weiß, mag gelehrt sein, wer sich selbst erkennt, kann weise genannt werden.«* Selbsterkenntnis philosophisch verstanden ist die Kenntnis über die zweifache Natur des Menschen: die innere, die aus dem Ewigen ist und uns ruft, und die äußere, zu der auch unsere Psyche gehört. Dieses Psychologische beschäftigt sich mit den unzähligen Schatten und Wolken, die über unserem Bewusstsein lagern und die sich im Lichte unserer wirklichen, der inneren Natur auflösen können, ja – über kurz oder lang – müssen.

Es braucht Mut, die herkömmlichen Muster aufzulösen und aufzutauchen in der freien, lichten Atmosphäre immer neuer Gegenwart.

4 Kinder

Als ich an diesem Text arbeitete, erreichte mich der Anruf einer Mutter von drei Kindern, und wir sprachen über den Mut zum Einfachen. Zu diesem gehört, die Kinder Erfahrungen machen zu lassen. Wir können sie nicht unter die Glasglocke stellen und alles von ihnen fern halten. Nehmen wir selber eine gerade, klare, mutige und wohlwollende Haltung den Herausforderungen des Lebens gegenüber an, so normal, wie wir es bei Kindern sehen, dann erleben wir einen Strom von Freude und Gesundheit in unserem Inneren. Nicht umsonst heißt es: *»Kehret um, und werdet wie die Kinder.«* – Dies ist auch das Geheimnis der wirklichen Heilkunde, sich umzuwenden nach *innen*, zum Licht im Inneren, um zu *sein*, *hier*, *heute*, *jetzt*. – Wahrscheinlich lebt in manchen der einfacheren Völker dieses Geheimnis deutlicher als bei uns medial abgestumpften westlichen Konsumzombies. Mit Dankbarkeit können wir die intensiv-materielle Kultur des Westens wahrnehmen, um zu erkennen, dass in ihr *keinerlei erlösende Kräfte und Möglichkeiten vorhanden sind.*

An die Grenzen und Abgründe des äußeren Leben gekommen, können wir umkehren, nach innen, zu unserer wahren Natur, von der gesagt wird: *Wisst ihr nicht, dass ihr unsterbliches Licht seid?* Mit dieser Tatsache vor Augen werden wir, wie in Vorwegnahme eines zukünftigen Zustandes, erkennen, dass jenes verlorene Glück nirgendwo außer in uns gefunden werden kann. Haben wir es dort entdeckt, wissen wir, dass es nie verloren, dass es immer da war und *ist* – wir konnten es allerdings nicht sehen, zu beschäftigt waren wir mit den gewohnten Nebensächlichkeiten.

Immunsystem – eine Berichtigung

»Nur ein einziges System ist vorerst ohne Zweifel: das Sonnensystem.«
(Karlheinz Deschner)

Spiegel
Es ist alles genau so kompliziert,
wie wir kompliziert sind,
es wird alles genau so einfach,
wie wir bereit sind zum Einfachen …

Immunsystem, Immunsystem, Immunsystem – gebetsmühlenartig wird dieses Wort wiederholt, einem heiligen Dogma gleich, das in Frage zu stellen geradewegs zur Exkommunizierung von der Gemeinschaft namens *Glaube an die Gesundheit* führt. Seit einigen Jahrzehnten kennt die Wissenschaft und etwas weniger lange auch der Rest der Menschheit den Begriff *Immunsystem.*

»Ich muss mein Immunsystem stärken, verstehst du, stärken!« – Als wäre alles andere ein Gang in die Hölle, in den sicheren Untergang.

1 Gut und Böse

Und so besorgen wir uns, ganz konsequent, Pillen, Tröpfchen oder wunderbare exotische Extrakte und tun so, als wäre unser Gesund- oder Kranksein abhängig von irgendwelchen Dingen, die von außen kommen.

Medizin und Biologie bezeichnen einen Teil des Körpers, der mit der Abwehr störender Faktoren und sogenannter Krankheitserreger beschäftigt sein soll, als *Immunsystem.* Dass es ein Immunsystem gibt, quasi mit Organstatus wie Herz oder Lunge oder Gehirn, ist mehr oder weniger amtlich. Es gibt unzählige Bücher darüber, klinische Abteilungen, die sich Immunologie oder so ähnlich nennen, und einen Haufen Gelehrter, die dort arbeiten, weltweit sicher einige zehntausend. Die wollen natürlich alle beschäftigt und bezahlt sein. Jedwedes In-Zweifel-Ziehen dieses Systems stößt im ersten Moment auf totales Unverständnis – ähnlich wie in der Vergangenheit, als behauptet wurde, die Sonne drehe sich um die Erde.

Zu den Hintergründen: Das Immunsystem, auf Deutsch Abwehrsystem, kennt jede Sprache. Wozu es dient, ist auch klar: Abwehr. Ab-Wehr, Verteidigung, eine Mauer – denn das Böse ist immer und überall, *the evel is always and everywhere* … Überall Feinde, und wo Feinde sind, da ist Angst, da ist Furcht vor Krankheiten, die hinterrücks über einen herfallen, Krebs, Viren, Bakterien, lauernd in dunklen Hauseingängen wie weiland Straßenräuber oder vermummte Häscher feindlicher Mächte – das Böse halt.

Die vergangenen Zeiten waren geprägt von Ausgrenzung und Feindbildern: Teufel, Vampire, Russen, Amerikaner, Juden, Preußen, Österreicher, Kapitalisten, Kommunisten, die Roten, die Schwarzen, Türken. In unseren Tagen sind es Terroristen und Ausländer oder das Finanzsystem, der Staat, diese oder jene Politiker und und und (Aufzählung ohne Gewähr auf Vollständigkeit). Feindbilder, Feinde, die uns das Leben erschweren, tauchen immer wieder und mit wechselnden Gesichtern auf. Ähnlich ist es mit Bakterien, Viren, Zecken, Gelsen, denn die gehören auch mit in die Kolonne der Widersacher.

Wir trennen zwischen den Guten und den Bösen und haben ständig Angst. Die Medien – als Sprachrohr verschiedener Machtgruppierungen – schüren Emotionen, Sorgen und die Furcht vor irgendwelchen Angriffen. – *Alle Menschen werden Brüder*, das ist höchstens Theorie, für viele lachhafter Kinderglaube.

2 Alles in allem

Doch in unserem Innersten spüren wir, dass es noch eine andere, eine friedliche, beglückende Sicht auf die Dinge gibt, eine, die das Verbindende sucht, statt das Trennende zu betonen. Manchmal ist es gleich einer stillen Ahnung oder einem verborgenen Wunsch. In unseren Tagen einer neuerlichen Renaissance breitet sich das holistische, das ganzheitliche Denken sehr dynamisch aus. Alles ist miteinander verwoben, voneinander abhängig, füreinander da. Kleines dient Großem, Großes nährt Kleines und dient wiederum dessen Entwicklung. So ist es auch im Körper des Menschen, der zu cirka 70 Prozent aus Wasser besteht. Wasser ist ein Informationsträger, und dadurch kann alles gedeihlich leben. Kleinlebewesen, Bakterien, Mikroben gehören dazu – als Symbionten, so lernen wir in der Schule. Alle Lebensvorgänge sind nur möglich durch die Hilfe dieser kleinen Lebewesen.

In der Mundhöhle seien, so sagt man, eine Milliarde »Keime«. Keime? Nein, nicht Keime, die Krankheiten entstehen lassen, wie das Wort suggeriert. Es sind Helfer, durch die es zu normalen Stoffwechselvorgängen kommt: Auf- und Abbau, ständig, ein Leben lang. Was wir oft vergessen: alles ist miteinander verbunden, unser Denken, Fühlen, unsere Energien, unser stofflicher Körper – es spielt alles zusammen. Und so wollen wir nun akute Symptome des Körpers nicht länger als lästige Beschwerden oder *Krankheiten*, die von außen auf uns kommen, missverstehen, sondern als *Katarrh*, wörtlich *Reinigung*. Dann werden wir aufhören, unsere eigene Natur zu bekämpfen mit Gedanken und Emotionen des Widerstandes und/oder meist chemischen Anwendungen, die die Lösungsvorgänge weiter behindern.[1] Wir beginnen, uns selbst und die Natur zu verstehen, und können endlich aufhören, uns gegen die Symptome unseres eigenen Körpers zu wehren.

3 Der Mensch – ein Mikrokosmos

Da wir uns nun nicht mehr wehren müssen, benötigen wir auch kein *Abwehrsystem*; was wir allerdings brauchen, ist ein *intaktes Lebenssystem*. Wir Mikrokosmen sind erschaffen als Teile des Sonnensystems, das wie gesagt *vorerst ohne Zweifel ist*. Da wir bewusst und in Einsicht unsere Existenz nun nicht mehr stören, kann alles so funktionieren, wie es vorgesehen ist. Vergleichen wir es einmal mit der Müllabfuhr: In einer friedlichen, auf Zusammenarbeit ausgerichteten Gesellschaft macht eine funktionierende Müllabfuhr deutlich mehr Sinn als

[1] Dazu gehört auch, dass wir gerade mit dem homöopathischen Mittel *Belladonna*, der Tollkirsche, sorgfältig umgehen sollten. Da sie der Idee der Entzündung entspricht, kann sie diese unter Umständen vorschnell unterdrücken und so die Genesung verzögern.

Grenzpolizei, Panzer und Kampfjets. Im menschlichen Körper dienen die weißen Blutkörperchen, Lymphbahnen und -knoten nicht als Polizei, die die bösen Eindringlinge tunlichst zu vernichten haben, sondern sie sind Teil unseres körperlichen Transportsystems, damit Verbrauchtes aufbereitet, *recycled* oder ausgeschieden werden kann.

Was hindert uns, diese einfachen Vorgänge anzunehmen und zu verstehen? Es sind gewohnheitsmäßige Muster von Angst, Furcht und Sorge! Wer von uns kann sagen, frei von Angst und dem ihr so eng verbundenen Aberglauben zu sein?

Der Mensch, der sich seiner Seelenintuition anvertrauen kann, wird sich immer weniger Gedanken machen, dass er sich gegen irgendetwas, sei es psychologisch oder körperlich, wehren müsste. Denn *das, was auf uns zukommt, ist für uns*, an dem können wir Erfahrungen sammeln. So kehren Einfachheit und Klarheit in unser Leben ein. Zudem kann unser Verstand in der Mitte ruhen und darüber nachdenken, was der Mittelpunkt unseres Wesens an Inspiration und Weisheit vorgibt. Da lösen sich auch alle kollektiven Schemen von Angst und die Sorge um den morgigen Tag auf. Wie von selbst erkennen wir, dass wir unser sogenanntes Immunsystem nicht stärken können. Wir können nur die Widerstände *in* uns erkennen und zur Auflösung bringen.

4 Das große Heilmittel

Nun werden wir selbst zu unserem Heilmittel und lassen die Kenntnis über die Zusammenhänge in unserem Gemüte wirken, das nicht anders kann, als dankbar und heiter und still die unerhörten Möglichkeiten restloser Genesung in Dankbarkeit anzunehmen. – Eine Frage mag jetzt auftauchen: Wann bin ich bereit für das Einfache, für diese Freude? Dann, wenn wir, durch Erfahrung gereift, die Zusammenhänge, die Botschaften unserer Natur (des Körpers) zu verstehen beginnen. Dann kann auch deutlich werden, dass die höchste Instanz nur *in* uns ist: *der göttliche Funke* …

Kinder an die Macht
Aufruf zur Radikalität

So ihr nicht werdet wie die Kinder,
bleiben Glück, Frieden und Ewigkeit ferne.

1 Konstrukte …

… man kann dazu auch *Vorstellungen, Prägungen, mentale Konzepte* sagen. *Was hat es auf sich mit Hirnkonstrukten?* Natürlich hatte auch ich meine Vorstellungen von gut und schlecht, richtig und falsch, selbstverständlich hatte auch ich Vorstellungen darüber, was für die Kinder gut sei, vor allem für ihre Seele, ihre Erholung, ihren Körper. Und ich darf es sagen: Von diesen Vorstellungen ist fast nichts übrig geblieben. Theoretisch war ja alles klar, seit den Tagen der eigenen Jugend in den Nachwellen der roaring sixties und der Revolte aus diesen Tagen. Doch der Umgang mit den Kindern in der Familie hat alles und oft genug auf die Probe gestellt – und tut es noch immer… *zum Glück.*

2 Kindheitsmuster

Im Allgemeinen leben wir zwei Leben und wissen nichts davon. Daher rühren all unser Unglück, aller Streit und alle Zerwürfnisse.

Das eine Leben: Ganz automatisch werden wir in einem Kollektiv groß, das unseren seelischen, manche sagen dazu *karmischen* Voraussetzungen so einigermaßen entspricht. Das ist das Schicksal unserer Geburt. Kollektive Werte, Irrtümer, Neurosen und Glaubenssätze werden uns zur zweiten Natur, die wir für normal halten, an die wir uns besorgt festklammern. Trotz allem jugendhaften revolutionären Potentials, trotz allem Streben nach Freiheit dümpeln wir erst einmal lange, lange Jahre im Kreis kollektiver Ängste und Gewohnheiten.

Und das andere Leben, das da in uns ist, ist das ursprüngliche, es ist *das Kind in uns.* Manche sprechen vom Funken der Ewigkeit, der wieder zur alles erleuchtenden inneren Sonne werden muss, manche sprechen von Tao oder dem Königskind, das seine Heimat wiederfinden will. Nennen wir es hier einfach: *das Wesentliche.* Genau dieses spiegeln uns die Kinder wider, je kleiner, desto freier sind sie und umso größer sind ihre Unbefangenheit, ihr Humor, ihre Einfachheit im Umgang mit ihren Bedürfnissen; die wunderbare Freiheit von Normen. Kleine Kinder zwingen sich nicht, freundlich zu sein, wenn sie hungrig sind oder müde oder wenn die Zähne kommen oder die Ohren wehtun (weil wir, die Eltern und Erwachsenen, vielleicht wieder mal zu viele Befehle ausgeben). Kinder führen ein ehrliches Leben im Augenblick. Doch bald schon, es beginnt nicht erst im Kindergarten, fließen die Konzepte des Kollektivs in ihr Leben.

3 Vom inneren Kind

Es gibt die Aufforderung von nahezu unzähligen Büchern- und Seminaren zur *Befreiung des inneren Kindes.* So abgeklatscht, da viel gebraucht, diese Worte klingen, sie sind nun mal richtig. Unsere Menschheitsaufgabe ist es, uns des *inneren Kindes* bewusst zu werden.

Das ist es, was wir unter Selbsterkenntnis verstehen könnten. Aus Erfahrung lernen wir (hoffentlich) im Laufe unseres Lebens, dass es keinen Sinn macht, den *alten* Glaubenssätzen zu folgen, da wir so von Schmerz zu Schmerz tingeln bis unser leidvolles Leben weggeworfen wird, da es für das innere Kind – die Kernseele – wertlos geworden ist. Die Kernseele – der Funke, den wieder anzufachen wir als unseren wichtigsten Auftrag bezeichnen könnten. Die Erfüllung dieses Auftrages beginnt mit der Wahrnehmung dessen, was hier und heute ist – wie bei den Kindern, die sich hier und in dieser Minute spüren, und das könnten, sollten, müssen wir, die sogenannten Erwachsenen, letztlich auch. Und dann zeigt es sich, ob wir *erwachen*, aufwachen oder nur aufgrund der Anzahl unserer Lebensjahre *erwachsen* sind.

Unser Inneres ist der Maßstab und spiegelt sich im Außen wider. Einer der alten Lehrer sprach in diesem Zusammenhang vom *Labyrinth der Welt und vom Paradies des Herzens* (J. A. Comenius). Die größte denkbare Radikalität ist es, an der Verwirklichung des Glückes, der Freude und des Friedens, *der allen Verstand übersteigt*, mitzuwirken. Und dies ist nur möglich, wenn wir auftauchen aus den trüben Gewässern der Vergangenheit in die Klarheit des heutigen Tages…

4 Radix – die Wurzel

Dem Ruf aus dem Herzen, dem Kind *in* uns zu folgen und unserer Licht-Intuition keinen Widerstand mehr zu leisten, das ist der radikale, aber eigentlich so einfache Weg zur Großen Genesung! Dies alles ist möglich im Atem der Liebe…

Die Impfreligion – Opium fürs Patientenvolk[1]

Bericht von einem Vortrag

1

In einem Dorf in den Bergen Österreichs steht ein Vortrag mit obigem Titel an. In den Tagen zuvor herrscht – passenderweise – Panik vor einer Masern-Epidemie. Die Medien überschlagen sich mit Horrormeldungen, die Experten sind hektisch und Burnout-gefährdet. Angeblich gibt es in dem Dorf 150 (oder sind es 1500?) an Masern erkrankte Kinder; Schulen werden geschlossen, nicht geimpfte Kinder vom Schulbesuch ausgeschlossen. Die Lehrer und Lehrerinnen werden gedrängt, die Impfpässe der Kinder einzusammeln. Amtsdoktoren und -doktorinnen müssen sie sichten und die Stempel prüfen (und vermutlich Überstunden schreiben). »Man kommt sich vor wie bei einem landesweiten Notstand«, höre ich auf der Straße.

2

Was haben Opium und Impfungen gemein? Vordergründig ist das gar nicht so leicht zu erkennen, doch: Religion ist Opium fürs Volk, proklamierten die Aufklärer zu Beginn des 19. Jahrhunderts. Opium verheißt *kurzfristig* Glückseligkeit, und Impfungen versprechen Ge-

[1] Vortragstitel von Dr. Thomas Mayr, Impfaufklärer, Homöopath und Autor.

sundheit, beruhigen auch und befreien *kurzfristig* von Ängsten; deren Wurzeln bleiben jedoch unangetastet. Nebenwirkungen? Ach wo, das ist kaum der Rede wert. Opium, Morphine, beispielsweise Heroin (Opiumabkömmling), haben doch kaum unerwünschte Wirkungen, lächerlich, so etwas zu behaupten. Psychische und körperliche Abhängigkeit, Verfall, Lähmungen usw., das sind doch höchstens Phantasieprodukte, ebenso wie Nebenwirkungen der Impfungen. Nicht nur dass eventuell heilsame Erkrankungen unterdrückt werden, nein, nein, die ganzen auf dem Beipackzettel aufgeführten Beschwerden entstammen doch nur der Feder lustiger und phantasievoller Texter. Die Ärzte sagen es ja richtig: »Bitte lesen's doch die Beipackzettel nicht …« Im Übrigen werden die Beipackzettel der Impfstoffe meist nur auf ausdrücklichen Wunsch herausgerückt.

3

Es herrscht eine wohlwollende und mutige Stimmung im Saal. Die Leute zeigen Zähne gegen die Panikmache der Pharma-, Arzt- und Apothekerlobby. »Wem nützt der ganze mediale Zauber? Der Eigenständigkeit, der Autonomie und Selbstverantwortung der Menschen? Oder gar den Macht- und Finanzinteressen der…?« Die letzten Worte gehen im Tumult unter, sind nicht zu hören. Wie sie wohl lauten könnten?

4

Der rote Faden des Abends: Alles ist ansteckend, nur nicht Viren und Bakterien. Nun, Bakterien verstehen wir als Symbionten, als Helfer, Viren als Zerfallsprodukte der Zellkerne. – Ansteckung gibt es, jedoch nicht so wie wir es üblicherweise verstehen, sondern als Chance zur Genesung. Nun zu den Zusammenhängen: ein für die Jahreszeit typisches kaltes Wetter, Unterkühlung, grippeähnliche Beschwerden, zusätzlich Hautsymptome … Ausschläge. Aus-Schlag (nicht Einschlag!), gleichsam Ventil zur Ausscheidung durch die Haut (eigentlich *Haut-Katarrh*).

Was soll man tun in so einem Fall von grippalen Symptomen? Bettruhe, liebevolle Aufmerksamkeit, Wärme, bei Schmerzen Homöopathie; vielleicht Holunder-, Lindenblütentees trinken, sie regen die Wärmebildung an, damit die Ausscheidung, die Reinigung leichter vonstattengeht. Nein, nein Fieber soll nicht Viren und Bakterien töten, das wäre das unsinnigste, was der Körper machen könnte. Im Gegenteil: Hitze schafft im Körper eine günstige Arbeitstemperatur für die notwendigen Stoffwechselvorgänge und deren Helfer – die Kleinlebewesen.

5

Gibt es so etwas wie ewige Gesundheit? Wenn ja, wo? Oder sind das alles nur Fabeln, erzählt, um unsere Sehnsucht zu wecken und unsere Herzen zu martern? Es gibt Autoren, die meinen, die *eine* Gesundheit, die Unsterblichkeit der Seele, sei in uns, näher sogar als Hände und Füße. Sollte dies stimmen, dann könnten die Dinge einfach, sehr einfach werden – *die Kunst des Einfachen* eben.

Das weite Land der Seele

1

Unsere körperlichen Symptome sind nichts anderes als notwendige Vorgänge, die uns zum Kern des menschlichen Wesens führen wollen. Dieser Kern ist die freie, autonome Seele, manchmal auch als *Lichtseele* bezeichnet. Und diese kennt nur *eine* Zeit: die Gegenwart. Wer das aufgrund bisheriger Lebenserfahrungen erfasst hat, der wird das Wozu misslicher Umstände gut vor sich sehen. Und dann können die als lästig empfundenen Symptome durchaus ihre Aufgabe erfüllt haben – der Körper muss dabei nicht ganz genesen, Narben werden vielleicht bleiben als Erinnerung an die eigentliche Fragestellung.

2

I. Es kann immer nur um Wahrnehmung gehen – als Voraussetzung für alles Weitere.
II. Den Zustand *nicht ändern wollen*, sondern sich verändern *lassen* durch wachsendes tieferes Verständnis der Dinge.
III. Es macht natürlich Sinn, dem Körper Erleichterung zu verschaffen, jedoch nicht als Flucht vor sich selbst und in Therapien, sondern sehr bewusst und eins mit dem Verständnis, das durch die Erfahrungen mit den Zeichen des Körpers möglich wurde.

3

Mehr als *normal* gesund gibt es nicht. Genesen, tatsächlich genesen, das ist der Seele vorbehalten, jener der beiden Seelen, *die sich nach dem Paradiese, der neuen Erde* sehnt. Und diese Seele kennt nur einen Lebenszustand: sich unbedingt abhängig zu wissen vom innerlichen Quell, vom innerlichen Licht, von Tao, oder welche Worte wir auch immer finden mögen für etwas, das nur angedeutet sein will. Dieser Quell, dieser Funke, dieser Samen des Lichts möchte sich *in* uns verbreiten, möchte unser ganzes Wesen durchlichten, wodurch alles Alte zur Lösung kommen kann und wodurch das *weite Land der Seele* noch weiter, heller, freundlich und friedlich wird.

Einheit und Bewegung

Gegensätze, Gegenpole bringen die Bewegung.
Dahinter jedoch, im Mittelpunkt, da ist Ruhe,
da ist die Stille der Ewigkeit.
Aus ihr entstehen Bewegung, Rhythmus, Zeit.

1

Es geht nicht anders: alles fließt. Und Wahrheit gibt es auf dieser uns so bekannten Erde nur eine: Bewegung, Veränderung; alles will sich offenbaren, um bald wieder zu verschwinden. Wir sind heute anders als gestern und vorgestern und morgen hoffentlich anders als heute, hoffentlich. Denn dort, wo wir verharren, wo wir die Ströme des Lebens aufhalten wollen, dort wird Erstarrung, Kristallisation, die Folge sein. Doch die Dinge des Lebens müssen fließen, damit das Eis der Dogmatik aufgebrochen wird. Widerstehen wir aus Unkenntnis und Angst, wird unser Leben schmerzhaft bis sehr schmerzhaft. Je früher wir verstehen, dass alles Leiden, aller Schmerz vom ängstlichen Festhalten herrührt, je früher wir verstehen und loslassen, was wir bisher festgehalten, desto einfacher wird unser Leben.

2

Einmal lernte ich einen etwa vierzigjährigen Mann kennen, der mir erzählte, dass er Darmkrebs habe und das ganz und gar nicht verstehe, wo er doch seit einem Jahr sein Leben vollkommen geändert, seine früheren Abhängigkeiten aufgegeben hätte und nun ein, ja man könne es wirklich so nennen, neues Leben führe. – *Vielleicht ist das, was sich da an Krebs manifestierte, nichts als Schlacke, der Rest der Vergangenheit, der – als Krebs eben – den Körper verlassen wolle.* Und nun kann die Chirurgie dem Körper bei der Ausscheidung dessen helfen, was dieser nicht selber herausarbeiten kann.

3

Diese anderen, neuen Sichtweisen sind natürlich so neu nicht. Sie sind eigentlich normal, einfach und klar und gründen in den strengen, gleichsam geometrischen Gesetzen der Natur. Diese öffnen sich unserem Verständnis gleichsam wie von selbst, wenn wir dazu bereit sind, die alten Muster von Angst und Selbstbehauptung auf Kosten anderer fallen zu lassen. Und so erkennen wir bald, dass der Plan des Universums seinem Wesen nach unteilbar ist und sich deswegen alles seiner Art entsprechend entwickeln will.

Die Art des Menschen – Autonomie, Selbstverantwortung, Freiheit. Die Schöpfung will uns als eigenverantwortliche Mitarbeiter, das ist der Plan, der uns zugrunde liegt. Beginnen wir, die Weisheit, die Liebe zu erkennen, die alles trägt und zum Leben drängt, dann gibt's vorrangig keine Feinde und übelwollende Viren, Bakterien oder diverse Krankheiten, sondern dann verstehen wir *alles*, was auf uns zukommt, als Chance, als Möglichkeit der Reifung; dann verschwinden die dunklen Schatten, die das Wort »Krankheit« umkleiden – und hell und strahlend wie der Morgenstern steht das Neue, das Wesentliche vor uns.

Allergie – eine Krankheit, die es vielleicht gar nicht gibt

»Warum ich zuletzt am liebsten mit der Natur verkehre, ist, weil sie immer recht hat und der Irrtum bloß auf meiner Seite sein kann. Verhandle ich hingegen mit Menschen, so irren sie, dann ich, auch sie wieder und immer so fort, da kommt nichts aufs Reine; weiß ich mich aber in die Natur zu schicken, so ist alles getan.«
(Goethe, *Gespräche mit Eckermann*)

1 Allos ergon

Was, Allergien gibt es nicht? Und mein Heuschnupfen, meine Orangenunverträglichkeit, meine Bienen-, meine Gelsen-, meine Algen-, meine Ameisenallergie – was ist damit? Das sollen keine Allergien sein, was denn sonst!?

Nun, worum geht es? Üblicherweise verstehen wir unter *Allergie* eine Überempfindlichkeit des Körpers gegen irgendwelche Substanzen aus der Umgebung; das heißt, unser Körper reagiert mit Symptomen, zu denen wir *Beschwerden* sagen. Mit diesen Reaktionen sind wir unzufrieden und geben den bösen Stoffen, die uns so heftig peinigen, die Schuld. Auf diese Weise sind wir erst einmal zufrieden, einen Schuldigen gefunden zu haben.

Allos ergon (griechisch) heißt: *andere Arbeit.* Was arbeitet anders? Die Natur? Unser Körper? Kann die Natur, unsere Natur, anders reagieren, als sie es tut? Ist es nicht unsere alte okkupatorische Überheblichkeit, anzunehmen, die Natur, also die Schöpfung, ein Teil des

Universums, folge nicht ihren Gesetzen, würde irren und wir könnten sie verbessern? *Allos ergon* – die *andere Arbeit* ist in der Natur nicht möglich, ganz und gar nicht. Wie verdreht müssen unsere Anschauungen sein, so etwas anzunehmen!

2 Alchemie

Nun nochmals: Worum geht es? Um Alchemie, die Chemie des Lebens, um beständiges Stirb und Werde, um ununterbrochene Stoffwechselvorgänge. Das heißt, um Zufuhr dessen, was nötig ist für die Umsetzung der Kraft ins Leben und schließlich um Ausscheidung dessen, was nicht mehr gebraucht wird. Allergien sind so betrachtet nichts weiter als Stoffwechsel-, also Lösungsvorgänge, damit rauskommt, was raus muss. Wenn die Augen tränen, die Schleimhäute rinnen und geschwollen sind, wenn also deutlich etwas gelöst wird, soll das *allos ergon*, also eine *andere Arbeit* im Sinne von *falscher Arbeit* sein? Wohl kaum, deswegen: *Allergie – eine Krankheit, die es eigentlich nicht gibt.* Im Gegenteil, wir können froh sein, dass unsere Natur, unser Körper so *gesund* reagiert! *Stirb und Werde*: Die Schlacken, das Unbrauchbare, werden durch akute Lösungsvorgänge unseren Körper verlassen und blockieren nicht mehr das Laboratorium unseres Lebens.

3 Mangel an Mut

Wo hingegen unsere Lebensfeuer unterdrückt werden, da stockt es. Wir sprechen von chronischen Vorgängen oder Komplikationen (was übrigens dasselbe ist) und nehmen eine der zahllosen »medikamentösen« Diagnosen in den Mund, unter anderem das Wort *Allergie.*

Wie kommt es zu diesen üblichen Diagnosen? Durch Unwissenheit und Angst, durch Aber- und Autoritätsglauben. Unkenntnis von den Vorgängen der Natur gebiert Angst und diese wiederum die Abhängigkeit von Meinungen, Lehr-, vielleicht besser *Leer*-meinungen – und sie lässt uns den üblichen Gewohnheiten der Unselbständigkeit folgen. Es sind jene Gewohnheiten, durch die unsere Lebens-, also Verbrennungsvorgänge erschwert werden, weswegen Schlacken[1] im Körper stecken bleiben. Es ist wie in einem Ofen, der nicht ausgeräumt wird oder zu wenig Luft bekommt und so nicht mehr gut brennt. Und auch wir beziehungsweise unsere verschiedenen Körper (Stoff-/Äther-/Astral-Körper) funktionieren nicht gut, wenn wir aus Mutlosigkeit heilsame Prozesse der Lösung behindern. Diese *Mutlosigkeit* ist die Folge unserer Anschauungen, unseres Sicherheitsdenkens, unserer Bequemlichkeit usw. *Könnten wir akute Erkrankungen als Chancen verstehen, um seelisch und körperlich zu reifen, bräuchte es die komplizierten chronischen nicht.*

Viele Beschwerden, die üblicherweise und trotzdem falsch als *Allergien* bezeichnet werden, beginnen in den Wochen oder Monaten nach Impfungen. Was geschieht? Der Körper möchte die injizierten Stoffe (Gifte?) loswerden, weiß jedoch nicht richtig wie. Meist

[1] Schlacke, in der Sprache der Alchemisten *Caput mortuum*, wörtlich *Totenkopf*. Das Tote, das Unbrauchbare muss immer abgeräumt werden und zur Ausscheidung gelangen können.

reagieren wir darauf mit Haut- oder Schleimhautraktionen. – So einfach ist es, *wenn* wir verstehen, *wenn* …

Die Pollen, Tierhaare, der Hausstaub, die Orangen oder Äpfel aus dem Garten machen nun nichts anderes, als unsere Lebenskräfte anzuregen, zu stimulieren – im Sinne der Heilung. Gerade im Frühjahr (ach ja, die *Frühlingsgefühle*), wo alles treibt und wächst und lebt und Pollen die lebendigen Winde begleiten, gerade da wollen wir genesen können, will unser Körper ausscheiden, was ausgeschieden werden muss.

Anmerkung: Der Verfasser dieser Zeilen hatte etwa 25 Jahre lang Heuschnupfen und müsste demnach also unbedingt Experte auf diesem Gebiet sein. Aufgetreten ist der Heuschnupfen erstmals im Frühjahr der ersten Volksschulklasse. Und was war damals in den Monaten davor: Schulimpfung…

4 Spieglein, Spieglein …

Ach, ich hab echt eine Allergie gegen diese oder jene Typen… Dieser Spruch heißt nichts anderes, als jemanden nicht riechen zu können, eine Aversion gegen ihn oder sie oder irgendetwas zu haben. Statt die Chance wahrzunehmen, durch andere Menschen oder ungewohnte Umstände zu lernen und neue Erfahrungen zu sammeln, statt diese als Spiegel unserer selbst anzusehen, gehen wir in den Widerstand. Wir lehnen ab, was uns Wegweiser sein könnte für unser eigenes Leben. Wir schlagen mit der Faust wuchtig in den Spiegel, machen ihn kaputt, holen uns eine blutige Hand und klagen dann darüber, dass er uns so arg wehgetan, dieser böse Spiegel.

5 … sie hat immer recht

Was kann die Lösung sein? Wir müssen all unser individuelles Vermögen nutzen, um philosophisch, also mit Erkenntnis, die Dinge der Natur, des Lebens *verstehen* zu können. Hierfür heißen die Zauberworte *wahrnehmen* und *annehmen* und *mitbewegen. Wahrnehmen* – in Wahrheit nehmen, ohne Widerstand, ohne heilloses Interpretationsgemetzel unseres Verstandes. – Und unser Herz, *das Gemüt*, möchte durch *Mut zum Feuer*, das nichts ist, als das tiefe Innere unseres Wesens, gereinigt werden von den Rückständen unserer Lebensverhinderung.

So sind es unsere Anschauungen, Wertungen, Urteile, die hinterfragt, gegebenenfalls aufgegeben und revidiert werden sollten – ganz im Sinne dessen, was wir eingangs bei Goethe erfuhren, der weiter zu seinem Sekretär sagt: *»Die Natur versteht keinen Spaß, sie ist immer wahr, immer ernst, immer strenge; sie hat immer recht und die Fehler und Irrtümer sind immer des Menschen.«* Jeder Kommentar hierzu dürfte überflüssig sein.

6 Heilung

Wir beginnen zu fragen, was wir zu lernen haben aus den Ereignissen und Umständen. Sollten wir nun tatsächlich noch chemische Substanzen zur Unterdrückung anwenden? Macht es nicht deutlich mehr Sinn, die natürlichen Abläufe geschehen zu lassen? Das ist allerdings nur möglich, wenn wir über die schon angesprochene Erfahrung verfügen und bereit sind, uns voller Vertrauen verändern zu lassen. Oberflächliches Gerede und Getue, die bekannte Besserwisserei sogenannter Experten werden uns dann keine Angst mehr einjagen. Denn nur eine Genesung gibt es: die Wurzel der Angst zu erkennen und sie durch Konzentration auf die *lichte Essenz in uns* aufzulösen.

Zum Schluss noch einige Zeilen aus dem zitierten Gespräch des Dichters mit seinem Sekretär: *»Den Unzulänglichen verschmäht sie* [die Natur], *und nur dem Zulänglichen, Wahren und Reinen ergibt sie sich und offenbart ihm ihre Geheimnisse. Der Verstand reicht zu ihr nicht hinauf, der Mensch muss fähig sein, sich zur höchsten Vernunft erheben zu können, um an die Gottheit zu rühren, die sich in Urphänomenen, physischen wie sittlichen, offenbart, hinter denen sie sich hält, und die von ihr ausgehen.«*

Unheilbar – was bedeutet das?

Leben ist eine geschlechtlich übertragene Krankheit, die nach einer Inkubationszeit von durchschnittlich sieben oder acht Jahrzehnten mit Sicherheit zum Tode führt. – Dieser alte Gassenhauer gibt nur eine der grundlegenden Wahrheiten der Natur wieder: *Alles, was entsteht, geht auch wieder.* Doch wir alle spüren und ahnen mehr oder weniger deutlich: *In uns* ruht etwas, das atmet in der Unsterblichkeit. Es ist nichts Grob-Körperliches, sondern einem Funken, einem Samen gleich, der uns beunruhigt und uns so etwas wie Ewigkeit, Todlosigkeit suchen lässt.

Nun, gibt es tatsächlich unheilbare Erkrankungen? Die Antwort: eigentlich nicht. Es ist alles eine Frage der Sichtweise. Je schmaler diese ist, desto auswegloser scheint alles, und je ausgeprägter der Aberglaube an Tod, Teufel und das Böse, desto rascher wird alles zur Tragödie und zum Verzweifeln und unheilbar.

1

Unlängst traf ich beim Einkaufen einen Freund, er ist wie ich Homöopath. Wir tauschten uns aus über Definitionen und Vorkommnisse im Zusammenhang mit der üblichen Medizin. Ganz besonders angetan hatte es uns der fragwürdige Begriff »unheilbar«. Ich erzählte von einer SMS, knapp wie ein Telegramm, die ich gerade bekam: *»Ein Wunder, der Tumor ist weg. Danke. Melde mich.«* Geschickt wurde sie von einer etwa 80-jährigen Klientin, die ein Magenkarzinom *hatte* – ja, richtig gelesen: *hatte*. Als sie vor etlichen Monaten die Diagnose erhielt, sagte sie schnell und entschieden, dass sie mit der üblichen Medizin, also mit Operation, Chemo usw., überhaupt nichts am Hut habe – sie glaube nämlich nicht an Krebs. Ich sagte ihr damals, dies sei eine vernünftige Entscheidung, *nicht an den Krebs zu glauben*. Wir hatten die Ursachen bald umrissen, es waren allen Anschein nach ungelöste familiäre Bindungen, und besprachen die dringende Notwendigkeit, diese Beziehungen zu ändern, was denn auch geschehen ist. Und der Krebs – diese *unheilbare* Erkrankung – löste sich auf.

2

Der Krebs ist keine Geisel der Menschheit, sondern ein *Heilungsversuch des Körpers*, wie eben alle *Krankheiten*, ob leichte oder komplexe. Können die seelischen und körperlichen Verhältnisse in Fluss kommen, lernen wir aus unseren Erfahrungen und können diese hiermit tatsächlich *erlösen*, wird sich die Botschaft der Erkrankung erfüllen. Vielleicht kann uns auch der Schock der Diagnose dabei helfen, das Gewohnte in Frage zu stellen.

3

Probleme und Kompliziertheiten bleiben solange kompliziert, solange wir sie als solche bewerten. In dem Moment, in dem wir den *Beurteilungsschalter* in uns umlegen, werden wir aufhören zu klagen. Versuchen wir, die schwierigen Zufälle unseres Lebens nicht mehr als schwierig, sondern als anspruchsvolle Aufgabe und vor allem als Möglichkeit, als Botschaft zu verstehen, wird ein großes Gewicht von uns weichen. Der Bote, jenes Ereignis also, das scheinbar von außen auf uns zukommt, will eine Botschaft überbringen – und diese anzunehmen und umzusetzen, das ist unsere Aufgabe.

Der soeben erwähnte Fall ist hierfür beispielhaft. Die etwa 80-jährige, sehr schlanke Dame klagte seit längerem über zeitweise wiederkehrende Magenschmerzen. Sie nahm immer wieder mal homöopathische Mittel, die kurz, aber nie dauerhaft halfen, und fragte einmal: »Sagen Sie bitte, warum kann mir die Homöopathie nicht endgültig helfen? Ist sie doch zu schwach?«

»Haben Sie die schulmedizinischen Dinge schon probiert?«

»Ja, aber die wirken bei mir überhaupt nicht. Oder, wenn ich welche nehme, dann vertrage ich sie nicht.«

»Wundern Sie sich nicht, die Kügelchen können, ja dürfen nicht helfen, solange wir die Antworten noch nicht einigermaßen deutlich sehen. Was also macht ihnen die Magenschmerzen?«

Und dann begann die Frau, über die Schwierigkeiten vor allem mit ihrer Tochter zu sprechen. Sehr engagiert, sehr emotional sagte sie schließlich: »Wie kann ich mich lösen, wie kann ich meine Tochter bloß loslassen?«

Nach einer Pause fragte ich nach: »Vielleicht geht's in erster Linie gar nicht ums Loslassen.«

»Worum dann?« unterbrach sie rasch.

»Können wir wirklich loslassen? Dürfen wir eigentlich loslassen?«

»Wie ist das gemeint?«

»Hm, solange die Fragen nicht geklärt, die Aufgaben nicht gelöst sind, können wir gar nix loslassen, wirklich nichts, niemand von uns. Die Dinge kommen immer wieder, bis wir bereit sind, hinzuschauen… Was wollen Sie also tun?«

»Ich muss die eine alte Geschichte lösen, den Unfrieden mit meiner Tochter. Ich spüre, das ist's.«

Und das war's. Von einem Tag auf den anderen war die äußerst agile Dame – gleichsam gezwungen durch den Schock der Diagnose – zu neuen Ufern aufgebrochen. Was war das Neue? Durch die *Versöhnung* waren der Streit und die Hassliebe zwischen Mutter und Tochter aus ihrem Leben gewichen und haben einem Frieden Platz gemacht, den wir am Besten mit Liebe bezeichnen könnten. Erinnert sei an Paracelsus, der sagt: *»Der höchste Grund der Arznei ist die Liebe, und nichts ist höher als diese.«*

Und die Liebe, die universelle Liebe ist es,
durch die das Unsterbliche, das Ewige in uns wieder geheilt wird,
wieder bewusstes Feuer wird,
dessen Licht weit in die Finsternis scheint.

Zum Sprachgebrauch

Die Medizin fühlt sich, abgesehen von den chirurgischen Disziplinen, besonders bei chronischen, bei sogenannten unheilbaren Erkrankungen auf verlorenem Boden. Die Mediziner wissen ganz genau, dass sie über den Tod keine Macht haben. Daher auch die Angst vor den kleineren Geschwistern Bruder Hains, den *Krankheiten*. Es wird dafür gesorgt, dass sich die Angst tunlichst über die Menschen ausbreitet, denn schließlich lebt man ja von der Abhängigkeit und der Furcht derer, die Patienten sein wollen oder müssen. Man lebt von der Uninformiertheit, den Sorgen des Kollektivs. Ein ungeheurer medialer Rummel wird entfacht und ständig am Leben gehalten, damit die Menschen in der Angst bleiben. Und das ist gut so.

Wie bitte? Es soll gut sein, den Menschen Angst zu machen? Angst ist doch eine Geißel, wie ein beständiger Höllenbrand? – Eben das ist es, Höllenbrand! Und wer will schon dauerhaft in der Hölle schmoren? Niemand, das war schon immer so. Nun, durch die Bitterkeit der Ängste, durch unsere eigenen Lebenserfahrungen und der anderer wird eine Sehnsucht nach Vollkommenheit, nach Frieden in uns lebendig, und wir werden lernen, niemandem mehr zu vertrauen außer dem Leben, das sich in und durch uns zeigt…

So weist auch ein guter Teil der Begriffe und Namen, die in der Medizin verwendet werden, auf viele gewohnte und lieb gewonnene

Irrtümer hin, denen wir blauäugig so lange Glauben schenken, bis wir intuitiv-bewusst werden. Im Folgenden einige Beispiele:

Infektion (lateinisch *inficere, hineintun*) suggeriert, es käme etwas von außen nach innen, Bakterien, Viren oder ähnliches. In der Regel stimmt das nicht, denn die Mikroben sind Helfer bei Ausscheidungsvorgängen, bauen um, verflüssigen (zum Beispiel Schleim und Eiter), damit raus kann, was raus muss, was verbraucht ist. Statt Infektion ist das Wort *Katarrh* stimmiger: *Reinigung.* – Auch Angst kommt nicht von außen. Nur wenn wir als Boden fruchtbar bleiben, und zwar für die Ängste, werden wir auch Angst haben.

Allergie (aus dem Griechischen: *die andere Arbeit*), nochmals in aller Kürze: In der Natur gibt es nur strenge und notwendige Reaktionen, damit alles gut balanciert leben und sich entwickeln kann. Was wir als *allergische* Reaktionen kennen, sind oft genug nichts anderes als chronisch gewordene Ausscheidungsversuche des Körpers.

Krankheit: ein Wort, das Unwillen und Widerstand hervorruft. Doch wollen wir unsere eigenen Ärzte sein, müssen wir den Symptomen gegenüber Interesse und Aufmerksamkeit zeigen. Sie helfen uns, Erfahrungen zu sammeln und bei rechtem Verständnis nachhaltig gesünder zu werden, da sie Ventile sind.

Borreliose: Borrelien sind Mikroben, weiter nichts. Sie helfen wie alle Kleinlebewesen bei körperlichen Reinigungsprozessen. Kreisrunde Hautausschläge sind eben runde Ausschläge (nicht Einschläge), wodurch irgendetwas rauskommt. Durch Widerstand, mental und stofflich, entwickeln sich Kompliziertheiten.

Bösartig: Wir sind geneigt, alles, was wir nicht verstehen (können), als *böse* anzusehen. Auch die Krebserkrankung ist ein biologisch sinnvoller Versuch zur Reinigung, zur Ausscheidung dessen, was sich im Körper verhärtet hat.

Zeckenmeningitis: Es gibt die FSME, Früh-Sommer-Meningo-Enzephalitis, eine Gehirnhaut- oder bedenklicher Gehirnentzündung, oft nach zuviel Sonnenbestrahlung und mit Symptomen wie bei einem Sonnenstich. Doch zu sagen, das käme von einem Virus, übertragen von einer Zecke, ist eine Hypothese, die sich bei sorgfältiger (also wissenschaftlicher und nicht Interessen gebundener!) Überprüfung als haltlos erweisen wird.

Autoimmun- oder Autoaggressionserkrankungen: Das sind Kunstwörter, die suggerieren, es gäbe Erkrankungen, bei denen der Körper gegen sich selbst Hand anlegt. Nichts in der Natur würde je sich selber schädigen oder umbringen wollen. Der Mensch, vollkommen losgeschlagen vom natürlichen Verständnis und deswegen ängstlich, richtet sich in seiner Panik gegen die gesamte Schöpfung – und gegen sich selbst. Unser Körper wird wie immer ein Spiegel sein. Wenn wir Entzündungen ignorieren, soll es uns da wundern, wenn sich die Reinigungsvorgänge verlagern?

Rückfall: So etwas gibt's auch nicht, richtig wäre zu sagen: neuerliches Aufflammen des Genesungsvorganges. Wenn wir psychologisch und/oder chemisch Widerstand leisten, also unterdrücken, dann hemmen wir heilsame Entzündungs- und Ausscheidungsvorgänge mit Antimitteln (beispielsweise Antiphlogistika, Anitbiotika,

Antihypertensiva, Antidepressiva usw.). Unser Körper will trotzdem gerne genesen und wird bei Milderung der Blockade wieder mit den Heilungsvorgängen beginnen.

Befunde oder Befinden? – Befunde sind etwas von außen Erstelltes, es sind labortechnische und/oder von einem Experten erstellte Werte, die interpretiert werden. Das Befunden wird einer Autorität übertragen beziehungsweise sind wir ihr in gewisser Weise hörig. »Na ja, kein Wunder, bei diesen Befunden!« Oder: »Also unverständlich, dass Sie nichts spüren, bei diesen Werten…?« – Das Fieberthermometer beispielsweise versetzt uns ab einer gewissen Höhe in Panik. Wahrhaft ist aber stets unser momentanes *Befinden.* Hab ich Magenschmerzen, dann schmerzt der Magen, egal, was diese oder jene Befunde dazu sagen. Conclusio: *Unser lebendiges Befinden müssen wir uns nicht durch tote Befunde madig machen lassen!*

Diese Aufzählung ist nur ein kleines Beispiel für die Begriffsverwirrung unseres zeitgenössischen Denkens. – Suchen wir hingegen die vernünftigen, gesetzmäßigen Seiten der Geschehnisse, dann können sich unerhört viele genesende, höchst erfreuliche Perspektiven auftun. Voraussetzung hierfür ist unser guter Wille, anzunehmen und zu verstehen, was auch immer auf uns zukommt.

Die Ausführungen des Wiener Philosophen Tomas Honsak mögen das Dargestellte zusammenfassen:

1. *Krankheiten sind nicht dazu da, damit Menschen daran sterben, es war auch niemals so geplant.*

2. *Die Menschen sterben auch nicht an der Krankheit selbst (und schon gar nicht an den Schmerzen), sondern vielmehr an ihrer eigenen Angst, dass sie diese Krankheit nicht mehr überleben könnten.*
3. *Der Ausbruch der Krankheit ist der Beginn der Gesundung. Krank war der Organismus, bevor sich die Symptome zeigen. Wenn Symptome auftreten, ›löst‹ die Krankheit sich aus dem Körper und muss dazu noch einige (oft schmerzhafte) körperliche Widerstände überwinden.*
4. *Schmerzen haben mit Leiden nichts zu tun. Leiden kann man auch bei bester Gesundheit, und fröhlich sein kann man auch bei größten Schmerzen.*

   Deshalb: Wer Krankheit bekämpft, bekämpft den Gesundungsprozess, den man am besten ganz still erleben darf; und der in diesem Fall auch alte Informationen – die für den Ausbruch der Krankheit ursächlich waren – transformiert.
5. *Wo jedoch der Glaube (das Vertrauen) fehlt, regiert die Angst.*

Wir kennen es: *Angst fressen Seele auf.* Ist die Seele aufgefressen, kann der Körper nicht anders als krank werden oder sein. Und ein Großteil (das heißt nicht alle, aber doch ein großer Teil) medizinischer Diagnosen hat die Wirkung von Giftpfeilen der Angst für das Bewusstsein (die Seele) der Menschen.

Von der ewigen Jugend

Es ist nichts Neues, wenn gesagt wird, dass sich die Medizin der heutigen Zeit besonders um den älteren Menschen kümmern muss. Das Patientendurchschnittsalter bei den praktischen Ärzten, Internisten und auch Allgemeinchirurgen liegt bei 70 Jahren und mehr. Da werden die Gebrechen und Wehwehchen spür- und sichtbar und bekommen oft dramatischen Charakter, so dass der Mensch vom Rad der Medizin nicht mehr zu leicht loskommt (manche Vorurteile, die beim Lesen dieser Zeilen auftauchen könnten, beispielsweise, dass gar kein wirkliches Interesse an der Gesundheit besteht, sind zu verständlich, aber hier nicht Thema).

1 Zugfahrt

Mit mir im Zugabteil sitzt ein Mann mit Dreitagebart und schütterem Haar mit Pferdeschwanz, schätzungsweise Anfang 60. Wir kommen ins Gespräch und erzählen von unseren Professionen. Er ist ein chirurgischer Professor, Chefarzt und Krankenhausleiter eines Bezirksspitals im Westen Österreichs und hat robust-vernünftige Sichtweisen. Ich spreche von Homöopathie, Selbstheilung, Selbstverantwortung und so weiter. Er meint daraufhin: »*Ihr habt es ja leicht, zu euch* [Ganzheitsmedizinern] *kommen die Leut, wenn's noch g'sund sind, zu uns, da sind's dann wirklich krank.*« – Wir mussten beide ziemlich ausgedehnt lachen über diesen so wahren Satz.

2 Der Körper der Krankheit

Also, wer früh beginnt, sich um seine Gesundheit zu bemühen, der wird später nicht so oft krank. Stimmt das, kann man das so einfach sagen? Klar, es muss stimmen, natürlich, selbstverständlich, wie sollte es anders sein. Das Durchschnittsalter (ohne Kinder) liegt in den Praxen der Homöopathen und Ganzheitsmediziner bei 35 bis 40 Jahren. Wer in jüngeren Jahren damit beginnt, *sein eigener Arzt* sein zu wollen, wer nicht mehr so leicht vermeintlichen Experten nachtrotten will, der bleibt gesünder! Das Wesen des Menschen ist nicht das des Lemmings, ist nicht ängstliches Nachhecheln denen, die voranschnaufen. Das Wesen des Menschen ruft nach Selbstbestimmung, Eigenverantwortung, Autonomie! Nahezu jeder von uns empfindet dies als selbstverständlich.

Wenn wir in körperlichen Symptomen und Beschwerden lästige »Krankheiten« sehen statt Regenerationsvorgänge der Natur, wenn wir intolerant unseren Beschwerden gegenüber bleiben, diese loswerden wollen, ohne die Ursachen und Zusammenhänge zu verstehen – was wird da passieren? Wir werden unsere unvernünftige Lebensführung, unsere eingeschränkte Denkhaltung oder Ideologie mit chemischen Mitteln, die rasche Genesung versprechen, unterstützen, wodurch jedoch sinnvoll-heilsame Reaktionen des Körpers unterdrückt werden. Das, was raus will, der *Körper der Krankheit*, wie die alten Ärzte die Stoffwechselrückstände (Denken, Gefühle, Körperliches) nannten, bleibt stecken, wird am *Ausbruch* gehindert. Und nun? Nach und nach führt das zu einer Verschlackung des Körpers – die komplizierten Erkrankungen, die chronischen, die lästigen, sind geboren. Das geht nahezu immer über viele Jahre oder Jahrzehnte und ist gepaart mit ängstlicher Sorge sowie der Sucht nach den bekannten Scheinsicherheiten – und es tötet die spontane Kreativität der Seele wie unser intuitives Feuer, es verhärtet uns ganz und gar. Sodann wird der Körper nicht mehr frei atmen können, und alles wird mühsam und schwierig.

Der oben erwähnte Professor hat recht, er muss recht haben: Der Krebs wird rausgeschnitten oder die unbeweglich und schmerzhaft gewordenen Gelenke werden *ausgetauscht* (das sagt man so, wie beim Traktor), und somit beginnt oft viel Unerfreuliches.

3 Arzthörigkeit

Die betagteren Menschen, welche die Praxen ganzheitlich orientierter Therapeuten oder vielleicht besser *Lehrer* besuchen, sind solche, die oft über Jahrzehnte nicht bei den üblichen Medizinern waren und die jetzt, wo die Organe älter werden und da oder dort Unbeweglichkeiten auftreten, um Rat fragen. Vielleicht tun sie es auch nur, um sich den eingeschlagenen Weg bestätigen zu lassen. Eine instinktive Abneigung gegen den Vorsorge- und Behandlungswahn lässt die Menschen oft lange jung bleiben; was nicht nur mit der Medizin zu tun hat, natürlich nicht, sondern vor allem mit einer selbstbewussten, selbständigen Lebensführung, deren Teil es ist, Wehwehchen und ähnliches nicht überzubewerten.

Zähe Krankheiten, wie sie oft im Alter auftreten, sind meist die Folge von Autoritätsglaube und Arzthörigkeit. Ist es nicht die alte Mutlosigkeit, die die Menschen unselbständig bleiben lässt?

4 Von der ewigen Jugend

Dabei könnte das Alter doch geprägt sein von einer großen Erfahrungsernte. Möglich wäre das durch ein bewusstes Leben in jungen und mittleren Jahren. Denn mit Siebzig fängt kaum jemand an, sich radikal zu verändern. *Wie die Jugend ist, so wird das Alter sein* – eine Aussage, die keines Kommentars bedarf. Viele Dinge sind vielleicht erst möglich, wenn der Mensch Lebenserfahrungen und Reife gewonnen hat. Wenn jugendlicher Ehrgeiz und das Streben nach Anerkennung und Erfolg weichen, dann können Einsicht, Überblick und Freundlichkeit folgen.

So soll es im alten Indien gewesen sein: die Brahmanen, die Menschen der höchsten Kaste, zogen sich mit etwa 50 Jahren (7 mal 7 Jahre sind gelebt) zurück vom gesellschaftlichen Leben – die Pflichten sind erfüllt, die Kinder flügge geworden usw. –, um die neue, die *ewige* Jugend zu suchen. Sprich, der Mensch sollte die ewige Seele, die Trägerin des Lichtes, zum Leben erwecken, um frei zu werden vom Rad der Geburten und einzugehen ins Nirwana, um von dort als *Licht im Licht für alle zu leben und zu wirken* im Ganzen der Schöpfung.

Da solch wesentliche Dinge zeitlos sind und unabhängig von Kontinent und Rasse, stets die Formen sich nur wandeln, gilt dies für alle, *die wahrlich Mensch* werden und sein wollen.

Die Formel: Ewiges Stirb und Werde.
Alles soll gehen dürfen, täglich, ständig,
alles, was seine Aufgabe erfüllt hat
und sich nicht mitbewegen kann
im zeitlosen Gang der Schöpfung.

Das Geheimnis vom Feuerwasser

Eine Erzählung

1 Das Treffen

Bei meiner Reise durch die USA vor einigen Jahren – nein, es liegt schon länger zurück, wie schnell werden nicht Jahrzehnte aus den Jahren? – besuchte ich verschiedene Indianerreservate und wurde im Großen und Ganzen ziemlich ernüchtert. Doch einen traf ich, besser, ich wurde zu ihm geführt, der war anders als alle anderen; er sei ein Weiser und der Medizinmann seines Stammes, hieß es. Er war ein alter Mann mit leichtem Gang und aufrechter Haltung, schulterlangem weißem Haar sowie ruhigen, intensiven schwarzen Augen, gekleidet in Jeans und einem einfachen indianischen Hemd.

»Junger Freund, was führt dich zu mir? Immer wieder kommen Europäer und auch amerikanische Weiße zu mir und wollen von mir etwas über unser Leben hören? Manche kommen auch, weil sie Hilfe erhoffen bei Krankheiten, die sie nicht verstehen und deshalb krank bleiben müssen.«

»Ich habe keine schweren körperlichen Krankheiten, doch seit langem ist das Herz schwer und mein Kopf hohl. Jeder Sinn im Leben ist mir abhanden gekommen, seitdem meine Kinder außer Haus sind. Es ist alles verworren, kompliziert, die Menschen rundum sind krank und unglücklich. Man sagt, die indianischen Völker hätten ein altes, großes Wissen um die Menschen, um die Welt und um die Medizin. Ist es auch mir möglich, etwas davon zu erfahren?«

Der alte Indianer lehnte sich gemütlich zurück und musste schmunzeln, bevor er bald in heiterem Ton weitersprach: *»Im Prinzip ja, und es ist vielleicht viel einfacher, als du glaubst. Es gibt nichts zu suchen, das Große Wissen, wie man es immer wieder nennt, das ist überall, in der Natur, im Weltall, im Menschen. Es war immer da, ist immer da. Wie blind sind unsere Augen, wie taub unsere Ohren, wie verstockt unsere ängstlichen Herzen? Es ist schon ein Vorrecht, das zu erkennen. Wissen ist nicht verborgen. Du findest sein Echo immer und überall, manchmal leise und zart, manchmal als Vulkanausbruch oder Earthbreak, als Aufbrechen der Erde. Still und fein erklingt das Echo vor allem dort, wo die Menschen wohlwollend und freundlich einander, der Natur und den Tieren gegenüber gesinnt sind.«* Dann entstand eine Pause, in der seine Worte in mir nachklangen wie eine friedliche Melodie, bevor er fortsetzte: *»Es ist erfreulich zu beobachten, wie immer mehr Menschen überall auf der Welt nach Neuem suchen, Menschen, die bereit sind, zu lernen, und ihre Anschauungen ändern wollen. – Ein in der ganzen Welt der Geldmenschen bekannter Spruch unserer Vorfahren lautet: ›Ihr seid echt komisch, ihr Weißen, ihr denkt mit dem Kopf, wir denken mit dem Herzen.‹«*

»Ja, auch ich kenne diesen Satz, hab ihn gehört. Und es bleibt mir ein Rätsel, das Schicksal der Indianer und der Naturvölker, die so viel Leid erdulden mussten und noch immer müssen.«

»Ich habe das auch lange nicht verstanden. Große Weisheit, große Milde, tiefe Kenntnis der Zusammenhänge und auch das, was ihr Magie nennt, all das gab es bei uns. Und bei Einzelnen ist diese große Schau noch immer vorhanden. – Das ist nicht exklusiv bei uns, sondern in allen Völkern, in allen Gegenden der Welt finden sich ernste Wahrheitssucher und Weise und große stille Magier, die zum Wohle der Menschheit arbeiten. Manche reisen und reisen, leh-

ren die Menschen, manchmal entstehen Weisheitsschulen, da wie dort, manche sind eher verborgen.«

Das Telefon klingelte, der Alte verschwand und war eine Weile beschäftigt. Ein selten erlebter Frieden durchzog meine Adern, ein Frieden, dem alles rundum auch entsprach: der Regen, der gegen die Fenster prasselte, das Feuer, das im Kamin brannte, obwohl es nicht unbedingt nötig gewesen wäre, aber Wohlbehagen und angenehme Wärme verbreitete. – Als er zurückkam, setzte er sich wie schon zuvor ganz aufrecht in seinen einfachen Holzsessel und fuhr fort: *»Es sind immer wieder die gleichen Fragen. Dabei geht es doch eigentlich nur um eines: um die Angst, die fast alle Menschen mehr oder weniger beherrscht. Und die Angst ist die ausschließliche Folge eures Denkens, ihr denkt zuviel – ihr, aber auch meine Brüder und Schwestern. Leider sind unsere Völker ganz entwurzelt; denn dem Denken und Leben der Weißen können wir nun einmal nichts abgewinnen. – Der starke Aberglaube an eure Errungenschaften lässt euch funktionieren, zumindest im Allgemeinen. Wer diesen Aberglauben nicht aufbringen kann, so wie wir, der ist verloren. Doch es ist auch bei uns zu wenig Selbstbewusstsein, zu wenig lebendiges Feuer und zu viel Feuerwasser... Der Alkohol lähmt und zerstört die Seelen der Menschen, wenn er nicht ausschließlich als Medizin genommen wird! – Lange habe ich über das Feuerwasser nachgedacht, nachdem auch ich seine berauschende Wirkung erlebte. Der Untergang aller alten Völker auf diesem Kontinent war der Alkohol, vor allem Whisky. Dieses Gift macht willenlos, träge und dumm. Ihr dagegen nennt es manchmal sogar ›geistiges Getränk‹. Das ist eine tiefe Missachtung des Geistes, der das Universum bewegt und der in unvorstellbarer Güte alles entstehen lässt, was Leben ist.*

Da war ich vor Jahren mal auf einer Vortragsreise in Europa. Ich war öfter in Europa, bin da herumgereicht worden als Medizinmann und Schamane, obwohl ich heute vielleicht keiner mehr bin im üblichen Sinn des Wortes …«

2 Der weiße Bruder

Fragen über Fragen brannten in mir, um endlich dieses und jenes zu erfahren. Ich wollte unterbrechen, doch er ließ es nicht gelten. Als ob er in meinen Gedanken lesen konnte, sprach er weiter: *»Euer Problem ist die Hast des Herzens, die einer tiefen Ungewissheit entspringt, einer tiefen Sorge in Bezug auf alle großen Fragen das Leben. Und es ist gut, dass es so ist. – Das mag jetzt ungewohnt klingen, doch wirst du es bald verstehen.*

Doch zurück zu dem, was ich sagen wollte: Damals in Europa, es war – falls mich mein Gedächtnis nicht täuscht – in den Niederlanden, da traf ich auf einen Bruder, einer von eurer Rasse, er war deutlich älter als ich, weise, erfahren, ganz zu Hause in seinem Herzen und sehr hell. Dieser Weiße war es auch, durch den mir unsere Geschichte und die der Völker verständlich wurden. Damals gönnte ich mir noch ab und zu eine kleine indianische Pfeife, und er reichte mir Feuer, obwohl er nicht rauchte. – Dann begann er, vom Kommen und Gehen, vom Auf und Ab der Völker zu erzählen. Ganz beeindruckt von seiner selbstverständlichen Freundlichkeit wandelten sich in der Folge viele meiner ablehnenden Gedanken und Widerstände gegen die weißen Brüder und Schwestern. Dadurch konnte in mir eine neue, bisher nie gekannte Freiheit lebendig werden.

Nun, wir Indianer vertragen den Alkohol nicht. Der weiße Mann hätte uns nie besiegen können, wenn er nicht mit dem Gift des Alkohols den Lebensnerv der einheimischen Völker getroffen hätte, um ihren Stolz und ihren Willen zu brechen. Dieser weiße Bruder zitierte aus einem altes Poem, da hieß es: ›wir betreten feuertrunken, Himmlische …‹[1], das andere hab ich mir nicht gemerkt, doch dieses ›feuertrunken‹ hat sich in meinem Herzen festgesetzt.«

Er holte ein zerlesenes Taschenbuch mit indianischen Symbolen und einem Medizinrad auf dem Cover vom Schrank und begann zu lesen. Wie ich später erfuhr, hatte er es selber geschrieben.

3 Das Geheimnis vom Feuerwasser

»Das größte aller Heilmittel ist das Feuerwasser. Nein, nein, nicht der Alkohol, den der weiße Mann trinkt und der die Seelen tötet. – Es ist ein großes Geheimnis, wie Wasser und Feuer eins werden können zum tatsächlich feurigen Wasser, dem großen Balsam der Seele.

Alkohol lässt die Wirklichkeit des gewohnten Lebens vergessen, auch unsere Aufträge und die vielen Fragen, die der Alltag – es ist in Wahrheit das ›All im Tag‹ – uns stellt oder schenkt. Das Erwachen aus dem Rausch ist die Ernüchterung, oft genug erschreckend. Alte Geister und Dämonen nehmen allzu leicht Besitz von den armen Seelen und ihren gequälten Körpern. Nur so ist es möglich, dass meine Brüder und Schwestern, dass unsere indianischen Völker von der schlimmsten Krankheit der Menschen befallen wurden, der Krankheit des Vergessens. Wir vergaßen unseren Auftrag, den Auftrag, der uns ins Herz geschrieben ist. Die Weißen vergaßen schon lange, dass sie eigentlich auch unsere Brüder sind und Gäste auf Mutter Erde, die uns alles gibt, was wir brauchen, um die Kreise des Lebens gut zu erfüllen. Und dabei luden sie schwere Schuld auf sich, schwarze Schatten, die ihr Leben noch lange verdunkeln werden … bis ihre ei-

[1] Schiller: *Ode an die Freude*, erste Strophe.

genen Seelen den Schmerz der roten Brüder und Schwerstern leiden und auch sie aufwachen aus dem Rausch und der Verblendung des Irrtums. Und dann wird der Große Geist, der in jeder Seele wohnen will, wieder ihr zu Hause sein – und unseres.

Der Große Geist will in jedem von uns seine Wohnung finden, um alles zu erleuchten. Wenn Er in unseren Herzen zu leben beginnt und erwacht zum Feuer wie die Sonne, die über den Prärien zu Beginn des Tages lebendig wird und sich feurig-golden in den unzähligen kleinen Wellen der Flüsse und Seen spiegelt, dann wird das Wasser unserer Seelen wieder zum Feuer, zum Feuerwasser. So spiegelt die Sonne der Herzen sich in den klaren Wassern der Seele, die daraufhin leicht wird, hell und feurig – und zum größten aller Heilmittel für sich selbst und für viele, viele andere Seelen, die noch, da sie voll sind mit Angst und Aberglauben, in der Kälte der Nacht irren ohne jedes Licht.

Du fragst dich vielleicht, was man tun soll, um wieder zu brennen? Ach, wie einfach kann es sein. Es sind nur diese wenigen Anweisungen nötig:

Betrinkt euch nicht, bleibt wach und hell.
Denkt wieder mit dem rechten Denkorgan, eurem Herzen,
das voll ist mit dem Wohlwollen und der nährenden Liebe des Feuers.
Wo das Feuer schmerzt – erinnert euch! –,
brennen nur die Schemen eures alten Lebens.
Weiters achtet alles so, als wäret ihr alles selber.
Denkt, als gelten alle Gedanken euch selber.
Sprecht, als gelte jedes Wort euch selber.
Handelt, als spüret ihr all euer Tun an eurer Haut.
Lebt so, dass ihr in allem lebt und alles in euch.
So nämlich ist es in Wahrheit.

In dem Augenblick, in dem die Wasser der Seele im Feuer eurer Herzen licht werden, werden alle Sorgen, alle Ängste um den morgigen Tag verschwinden – dann gibt es nur ein Leben, hier und heute …«

Ich hörte seine Rede, und es war mir, als würden die Worte wie glühende Tropfen mein Wesen durchdringen, als wollten sie alles ausbrennen, was nicht hineingehört ins feurige Wasser der Seele. Warum konnte ich keinen Widerstand leisten? Kein Protest, kein Ärger, nichts. Irgendwie war da nur ein süßer Schmerz, irgendetwas in mir sagte einfach: ja, so ist es gut.

Nahrungs- oder Heilmittel – eine Spurensuche

1 Physische Nahrung

Zum Leben gehört eine vernünftige Ernährung. Bereits in den Goldenen Versen der Pythagoreer steht: *»Gib dem Körper Speise und Trank in dem Maße, wie es nötig ist. Mit nötig meine ich das, was nicht zu viel und nicht zu wenig ist …«* Klingt einfach, nicht wahr? Und es könnte auch so einfach sein, dem Körper das zukommen zu lassen, was er braucht. Dies ist in jedem Fall sehr individuell, sehr von den Umständen abhängig; allgemeine Regeln lassen sich kaum aufstellen. Entscheidend mag sein, dass wir uns selber wahrnehmen. Hunger und Geschmacksinn können recht gute Führer sein.

In uns wohnt aber noch die Gier, und sie lebt durch uns. In unserem kollektiven Zellgedächtnis sind Zeiten unmenschlicher Ängste, Hungersnöte und sonstiger schwerer Mängel gespeichert. Es ist nur einige Generationen her, da war Europa Notstandsgebiet. Mangel gebiert Angst und Sorge, und diese wiederum das Verlangen oder die Gier. Es ist heilsam, diese Zusammenhänge gut zu verstehen, dadurch werden eigenartige Gewohnheiten ihre bindende Kraft eher verlieren können.

Unsere Fress-Automatismen lassen sich durchbrechen erstens durch psychologisches Verständnis und zweitens durch Fastenkuren. Ein paar Tage, ein oder zwei Wochen konsequente Nahrungsumstellung können helfen, unser Essverhalten auch länger- oder langfristig zu ändern. Körper und Seele werden es danken. Doch das alles ist jedoch die eher unwesentliche Seite unseres Themas, deshalb wollen wir uns dem Kern unserer Überlegungen nähern: der Nahrung für die Seele. Wir wissen es alle: Keine körperliche Gesundheit ohne gesunde Seele.

2 Einige Worte zur Seele

Einerseits ist da diese uns so bekannte animalische Seele, die ganz und gar gebunden ist an den Körper und dessen Bedürfnisse sowie ans Blut. Im Blut, diesem *sehr besonderen Saft*, vibrieren unsere alten kollektiven, über Generationen festgesetzten Neurosen von Furcht und Freude, Angst und Neid, Schmerz und Lust. Und dann gibt's da diese zweite Seele in uns, die sich nach Freiheit und Autonomie, nach Glück, Frieden und Freiheit sehnt – es ist jener Teil unseres Wesens, den wir als unsterbliches geistiges Prinzip, als unser wahres Selbst erahnen, leider nur selten bewusst kennen. Es drängt, es jagt unsere animalische Seele von Erfahrung zu Erfahrung, bis wir genug haben, bis die kleine Raupe Nimmersatt genug gefuttert hat vom Angebot der Erde und die Übelkeit der ständigen Kreisläufe sie innehalten, still werden lässt. So kann die Ahnung in ihr aufsteigen, dass noch etwas ganz anderes in ihr leben will: ein in der Sonne tanzender Bewohner der Lüfte, ein Schmetterling, der Freude verbreitet und uns an *Phönix*, den *erwachten Menschen*, erinnert. Es ist ein eindrucksvolles Gleichnis, das die Natur uns aufzeigt, eine Transmutation, eine Verwandlung des Niederen ins Höhere: Der Weg des Menschen *vom Sterblichen ins Unsterbliche*! So wie die Raupe zu fressen aufhört, sich einspinnt und still wird, wenn ihre Zeit dazu gekommen, so ist es auch bei uns Menschen: in uns drängt das unsterbliche Prinzip, der Funke, die Saat des Lichtes zur Verwirklichung – das Wahre Selbst, der Mensch als Ewigkeitsgänger und das Abbild des Universums. – Dieser Neue Mensch braucht eine andere Nahrung als Brot und Wein, Käse und Kartoffeln – ihm steht eine neue Nahrung zu, ein neues Brot: Licht – das Prana, der Atem des Universums!

3 Lichtnahrung

Es mag schon so sein, dass es Menschen gibt, die außer Wasser, Luft und Licht nichts weiter brauchen – und sie überleben auch. Das kommt vor, wenn auch nicht zu häufig, aber immerhin ist es möglich, ohne Zweifel. Und das Publikum staunt, da es die alchymischen Energievorgänge nicht kennt.

Man sieht nur mit den Augen des Herzens gut, spricht zeitlose Weisheit zu uns. Und so ist es, die Augen des Herzens sind das intuitive Vermögen des Menschen, das unmittelbar in diesem schon so oft erwähnten Funken des Lichtes wurzelt. Wenn in uns die Sehnsucht nach der großen Veränderung und das Heimweh nach dem eigentlichen Zuhause der Menschheit erwachen, dann werden wir unsere Kräfte nicht mehr verschwenden im Streit der Welt, sondern dann führen wir den Kampf mit der scharfen Klinge des Lichtes gegen die Widerstände im *eigenen* Wesen. Und in dem Maße, wie wir nicht mehr vor uns selbst fliehen und wie wir den Mut aufbringen, dem eigenen innerlichen Wesen nachzufolgen, wird in unserem Herzen eine Eigenschaft wach, die wir als Freude kennen – und Freude wird zur Nahrung auch für unsere Persönlichkeit. Freude, Heiterkeit, die *unerträgliche Leichtigkeit des Seins* durchziehen uns, oder anders gesagt: die Liebe. *Liebe ist etwas für Mutige*, sie ist fernab unseres üblichen Besitzdenkens und unserer Begehrlichkeiten; sie ist die Kraft, in der und durch die alles wachsen und sich seiner Art entsprechend entwickeln, wandeln und erneuern kann. Ein Kind, das ohne Liebe, ohne Zuwendung aufwächst, das verkümmert, erst seelisch, dann körperlich. Und so geht es nicht nur den Kindern, sondern allen Geschöpfen, ob Pflanzen, ob Tiere – ja sogar unsere materielle Umwelt nimmt schaden, wenn wir lieblos mit ihr umgehen.

Also könnten wir vielleicht zusammenfassen, dass die *wesentliche Nahrung das Licht der Liebe* ist, das durch uns alle frei werden kann zum Wohle der Welt und der Menschheit …

Wer soll mein Arzt sein?

»Seid getreu, doch traut niemandem …«
(Paulus)

Ich wage zu behaupten, dass es keine Fallen gibt in unserem Leben, ausschließlich Möglichkeiten, um an Licht und Weisheit, Güte und Gerechtigkeit zu reifen, ja um zu genesen. Solange wir noch blauäugig und unerfahren durchs Leben wurschteln, uns selber noch nicht wahrnehmen, nicht spüren, noch nicht die frische, klare Luft des inneren Lebens zumindest ahnen, solange die Augen unserer Seelen noch mehr oder weniger verschlossen, solange wir noch nicht wahrhaftig leben und wach geworden sind, solange brauchen wir Erfahrungen – oft genug schmerzhafte.

1

»Gute Ärzte, schlechte Ärzte«, so lautete einmal der Aufmacher eines Hochglanzmagazins. Wem kann ich also trauen, wem Vertrauen schenken? Wie kann ich unterscheiden, was gut oder schlecht ist für mich, für uns, fürs Ganze? Wie bekomme ich dieses Gespür? – Nun, durch Lebenserfahrung, und um die muss ich mich nicht extra bemühen, die kommt in der Regel im Laufe der Zeit ganz von allein. Doch die Frage ist: *Kann und will ich aus meinen Erfahrungen lernen?* Bin ich bereit, nicht wie ein blindes Geschöpf von schlechter Erfahrung

zu schlechter Erfahrung zu humpeln, um mürrisch mein Geschick, mein sogenanntes Leben anzuprangern?

2

Irgendwann erwacht die Sehnsucht, das leidvolle Leben zu beenden. Natürlich nicht im Sinne der Selbstentleibung, denn – soviel haben wir schon mitgekriegt – besser kann es auf diese Weise nicht werden. Wir können vor nichts davonlaufen, erst recht nicht vor den miesen und schmerzhaften Erfahrungen, die uns nachhaltig lernen lassen.

Wenn du das nicht hast, dieses Stirb und Werde… Also werden wir irgendwann beginnen, unser Tun und Lassen zu hinterfragen und unsere Anschauungen zu verändern: Altes, Überlebtes darf gehen, sterben, hat dann seine Aufgabe erfüllt.

3

Die Sehnsucht nach Frieden, Freude und Lebenserfüllung ist es, die uns die Fährten zum Leben suchen lässt. Dazu haben wir von Gotteswegen ein Vermögen erhalten, das als *Kleinod der Unterscheidung* angedeutet wird. Dieses Kleinod, dieses Juwel ist uns ins Herz gelegt. An uns liegt es, diesen funkelnden Diamanten zum Leben zu erwecken. Juwel, Diamant – das klingt vielleicht etwas abstrakt, dichterisch. Darum ganz praktisch: Wir alle kennen erstens dieses Heimweh, von dem gerade die Rede war, und zweitens kennen wir die Intuition. – Manche sagen auch Bauchgefühl zu ihr, doch das ist vermutlich nicht ganz dasselbe wie die Seelenintuition, die aus dem

Herzen direkt zu uns sprechen will. Im Bauch sitzen bekanntlich auch unsere Ängste. – Nun, diese Sehnsucht und diese Intuition sind es, die wir als Ahnung nach einem glücklichen und friedlichen Leben empfinden. Im Gegensatz dazu stehen der übliche Lärm, der Streit in unserer Umgebung, die gewohnten Muster von Erziehung, Schule, mediale Einflüsterungen, das, was eben als *normales Leben* bezeichnet wird. *Normal* – die *Normen*, *mainstream.*

4

Wenn uns jedoch die Sprache aus dem Inneren, aus dem Herzen zur *Norm* wird, dann kommt Fahrt in unser Leben. Wir schärfen die Aufmerksamkeit auf uns selbst und vor allem auf das Jetzt des heutigen Tages; wir *zwingen* unsere Gedanken dann *nicht* zur Ruhe, sondern konzentrieren unser Bewusstsein auf unsere Mitte, auf den Funken des Wesentlichen, und erwachen so zu neuem *Mut*, dem Mut *zum eigenen Herzen.* Gleichzeitig wird uns die Wahrhaftigkeit des Paulus-Satzes deutlich, den wir folgendermaßen fortsetzen könnten: *seid getreu… euch selbst gegenüber, der Stimme des Lebens in euch.* Oder wie Paracelsus vor vielen Jahren schon von seinen Schülern forderte: *»Der Patient sei sein Arzt, der Arzt dessen Helfer.«* Ist das so, dann gibt es nur noch *einen* Arzt, der nicht anders als gut sein kann: das wahre, *unvergängliche Selbst* des Menschen, aus dem auch die höchste Arznei entspringt – es ist *die Liebe* … und aus der Liebe die Weisheit und aus beiden zusammen die Tat, die alles zur Heilung führen kann.

Alchemie der Genesung

Miniaturen

1

»Deine ›Patienten‹ sterben schnell«, stellte ein guter Freund kürzlich fest, nachdem einer der – wie man so sagt – unheilbar Erkrankten dahinging.

»Danke für das Lob«, gab ich nach kurzer Pause dem Erstaunten zur Antwort und dachte mir, dass das Leben wahrscheinlich eben doch länger lebenswert bleibt und die Seele, genauer der Mikrokosmos, seinen Weg in Ruhe gehen kann, wo die Natur zu nichts Gegensätzlichem gezwungen wird.

Warum bloß verwechseln wir so oft natürliche Loslösung mit Siechtum?

2

DeathKickball-Syndrom[1]: Syndrome, sie bezeichnen eine Vielzahl von Symptomen und sind seit je Liebkind der Mediziner. So entstand unlängst einmal ein neues, das leider noch nicht Eingang gefunden hat in die Wörterbücher der Medizin – es ist das DKS (auch Abkür-

[1] Der Homöopath und Autor August Zoebl führte diesen Begriff in die Welt der Medizin ein – und wir warten nun gespannt auf dessen allgemeine Anerkennung von der Welt der Wissenschaft.

zungen liebt die Medizin, es gibt ihrer Sprache etwas Geheimnisvoll-Wissendes), das *DeathKickball-Syndrom*.

Nun, worum geht es? Jeder Fußball hat eine Seele. So nennt man das, was ihm Form und Spannung gibt. Ist die Seele zerstört, weil zum Beispiel der Hund durch das stabile Leder gebissen hat, wie wird der Ball sein? Er ist fertig, unbrauchbar. Ist die Seele – nun die des Menschen – zerstört, wie wird letztendlich dessen Leben aussehen?

Was zerstört unsere Seelen? Der Mangel an Liebe. Die Folge sind Angst, Sorgen und Zweifel.

3

Schmerz – ein läuternder Appell.

4

Wer die *Impfung von innen* nicht hat, dem nähert sie sich als Vergiftung von außen. Kennt ihr diese Impfung von innen bereits?

5

Eigentlich und ganz praktisch besehen ist unser subjektives Befinden der einzig wirklich objektive Befund.

6

Autoimmunerkrankungen gibt es – genau genommen – nicht, bloß missverstandene, meist steckengebliebene akute Prozesse…

7

Entrümpelung – das Wesen der Genesung. Oder auch: Gesundheit ist, wenn alles fließen kann.

8

Schmerz – Signatur des Stillstands und des Widerstandes.

Schmerz ist nie lustig, sonst wär's ja nicht der Schmerz. Er hat uns etwas zu sagen, hat eine läuternde Kraft, wenn wir nicht dagegen arbeiten, wenn wir ihn zulassen. Wenn etwas nicht fließen kann, wir – meist gedanklich – Widerstand leisten, dann ist das die Ursache unserer Schmerzen, im Großen, im Kleinen, im Einzelnen und im Kollektiv.

Der Schmerz – Bote aus dem Königshof:
Was willst du mir sagen, das ich tun soll?
Wer sind König und Königin?
Und wo dürfen wir sie suchen,
wo werden wir sie finden?

9

Für den Körper gibt es ganz zweifelsfrei keinen Schutz, wenn die Seele die Bindung zu ihrem Mittelpunkt verloren hat.

Ist die Seele gespalten zwischen innen und außen, dann ist die Persönlichkeit nichts als ein Komet, der kommt, kurz strahlt und verglüht.

10

Ein Freund, der krank daniederlag, sprach zu seiner Familie: *»Also im Pharma- und Chemiesumpf, da will ich nicht verschwinden.«* Zum Erstaunen aller warf er seine ganzen Medikamente in den Müll und erholte sich rasch, was dann auch nicht mehr verwunderlich war.

11

Ein Satz, der mir wieder einmal auf der Straße, wo wir gar nicht zu selten und unerwartet erstaunliche Sachen hören, zu Ohren kam: *»Die Heilsversprechungen der Medizin: PR-Geschwätz, das nur auf dem Boden von Angst und Unmündigkeit Frucht tragen kann.«*

12

Die erste aller Todesursachen: *Ersticken in Unkenntnis der Lebenszusammenhänge*; Vergiftung des Gemütes durch die ständigen Belanglosigkeiten des üblichen Lebens, möglich geworden durch – ach wie müßig ist es, dies zu wiederholen – die noch immer so verbreitete Unmündigkeit.

13

Viele Menschen sind wie gelähmt von manchen Diagnosen der üblichen Medizin. Sie können so wenig fliehen, wie das Kaninchen, das ängstlich gelähmt ist vom Blick der Schlange – bewegungslos und erstarrt durch Angst. Doch die schlimmste, die ausweglosesten Diagnose lautet: *Patient* – Synonym für Unmündigkeit.

14

Die Impfung, die eine, die nötig ist, ist unsere Möglichkeit zur Einsicht – und die hätten wir ja alle gern. Warum nur wird diese Möglichkeit dennoch so verhältnismäßig selten wahrgenommen?

15

Asthma – Verschlackung der Lunge und der Atemwege. Kann unsere Seele nicht leben im Atem des Wesentlichen, wie sollte – auf Dauer – der Körper arbeiten können?

Die Schlacken? – Der Körper der Krankheit, das, was nicht mehr tauglich ist für das Leben der bewusst werdenden Seele.

16

Jetzt, da ich ›krank‹ bin, kann ich aufhören, Patient zu sein. Die echte Krankheit war lange und davor: nicht auf das zu hören, was das Leben mit mir will.

Gibt es eine andere Krankheit, als hörend taub und sehend blind zu sein?

17

Das *Immunsystem* ist das Herz – die Seele, was sonst? Ist die Seele krank, verzagt, mutloses Opfer der Gewohnheiten, wie wird – auf Dauer – der Körper sein?

Ist die Seele hingegen erfüllt mit dem Licht des innerlichen Quells, mit Mut und Gegenwärtigkeit, wie werden deren Werke sein?

18

Alle Kräfte der Heilung sind natürlich in uns, aber auch alle Kräfte des Widerstandes. Letztere umzuwandeln in die Kräfte der Heilung, das ist die *Alchemie zur Genesung*. Vor allem gilt dies für die Belange der Seele, aber auch für jene des Körpers. – Die Gesetze sind immer dieselben.

19

Der allgemein verbreitete Aberglaube verschafft sogar den Krankheiten der Menschen so etwas wie ein Lebens-, ein Existenzrecht. Wen sollte es dann wundern, wenn das Missverständnis soweit geht, Krebs – ein Heilungsversuch der Natur – als bösartig zu bezeichnen?

20

Den Schmerz bei sich und anderen nicht wahrhaben und also unterdrücken zu wollen, ist die sichere Geburt noch größerer Schmerzen.

21

Unsere Neurosen, diese kollektiv und individuell entstanden Absonderlichkeiten, verplumpen seit je unsere Gehirnwindungen. Und so bleibt die unvergängliche Weisheit des Herzens ungehört.

22

Was ist die Ursache der Krankheiten? – Die Trennung des Menschen vom Licht seines Herzens. Die Seele wird krank, da es ihr an Licht mangelt.

23

Die einzige wirkliche Allergie (wörtlich: *die andere Arbeit*) auf unserem Planeten ist der Mensch, der – ganz allgemein – so ziemlich alles missversteht, was nur missverstanden werden kann.

Ausnahmen bestätigen die Regel.

24

Das *eine* große Heilmittel, das Licht, die Essenz, kann nur wirksam werden im Jetzt, in absoluter Gegenwart.

25

Die Essenz der Heilkunde – das Paradies.

Die Wurzel aller Krankheit – nicht im Paradies zu sein.

Kennen, erahnen wir nicht einmal dessen Existenz, so leben wir wie von selbst in der Hölle der Angst.

26

Entzündung ist eine Chance zur Reinigung und in dem Maße möglich, wie wir die seelische Komponente verstehen und gegebenenfalls Änderungen zulassen.

27

Gesundheit ohne Mut ist – Gott sei dank – nicht möglich. Gesund, wirklich gesund, kann nur die Seele sein. Und dazu ist Mut, genauer *Demut* nötig: Demut, Dienmut, Mut, zu dienen. Wem dienen?

Dem König und der Königin – die beiden Kräfte im Lichthof des Herzens.

28

Die Säure unserer Gedanken (Missmut, Ärger, Angst, Neid usw.) brennt auch im Körper, macht ihn sauer.

29

Wozu dienen die Symptome unseres Körpers? Damit er wieder in Balance kommt und damit letztlich wir – als Seelenwesen – wieder in Einklang kommen mit dem Feuer des Innersten.

30

Das Ziel aller großen Heilkunde kann nur die Unsterblichkeit sein – praktisch, wirklich und wahrhaftig.

Literaturverzeichnis

Bielau, K.: *Paracelsus – Philosophie und Heilkunde in zeitloser Aktualität*

Bielau, K.: *Die Arznei – das Wort Gottes, Paracelsus-Lesebuch*

Bielau, K.: *Homöopathie – verstehen und anwenden*

Bielau, K.: *Wendezeit der Medizin, Band 1*

Bielau, K.: *Wendezeit der Medizin, Band 2*

Bielau, K.: *Der Clown und der Tod, Miniaturen*

Blavatskij, H.P.: *Die Stimme der Stille*

Bruno, G.: *Über die Ursache, das Prinzip und das Eine*

Bruno, G.: *Zwiegespräch vom unendlichen All und den Welten*

Comenius, J. A.: *Das Labyrinth der Welt und das Paradies des Herzens*

Comenius, J. A.: *Unum Necessarium – Das einzig Notwendige*

Danov, P.: *Der Weg des Schülers. Das Wort der hohen universalen Bruderschaft*

Dietzfelbinger, K.: *Kafkas Geheimnis*

Feyerabend, P.: *Wider den Methodenzwang*

Fromm, E.: *Die Kunst des Liebens*

Illich, I.: *Die Nemesis der Medizin*

Kalbermatten, R.: *Wesen und Signatur der Heilpflanzen*

Klein, R.: *Die Mysterien der Katharer*

Morgan, M.: *Traumfänger*

Myerink, G.: *Der Engel vom westlichen Fenster*

Naimy, M.: *Das Buch des Mirdad*

Zoebl, A.: *Das Impfling-Buch*